瘦孕真的很容易

王 琪 编著

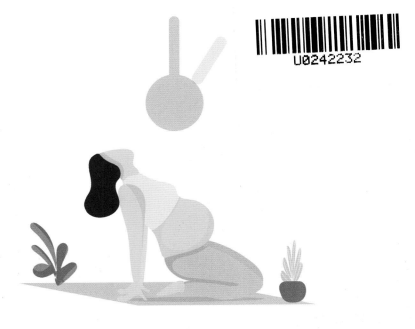

中国轻工业出版社

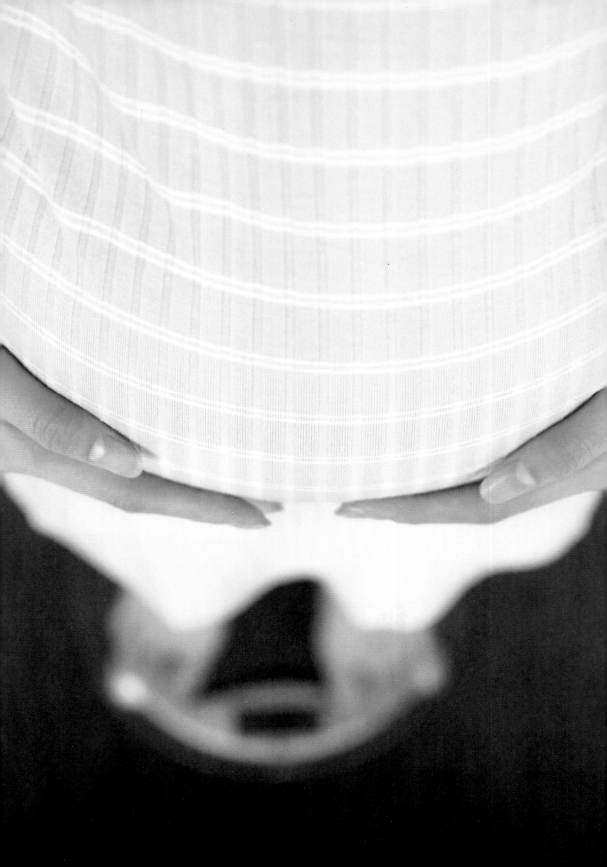

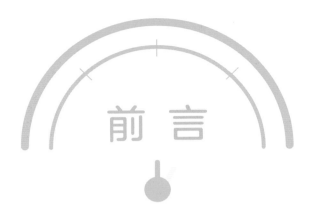

前　言

　　很多女性越来越注重体重管理，体重管理不仅在平时生活中要重视，在孕期也是非常重要的一点。能够平安、顺利地度过整个孕期，将体重控制在合理的范围内很关键。孕妈妈的体重管理主要在于两方面，一是饮食，孕期内营养摄入是重头戏，它是妈妈和宝宝健康的基础；二是运动，孕期运动可以使身体处于更好的状态，合理适度的运动是越孕越美的诀窍。

　　关于运动，孕妈妈担心会不会伤害到胎宝宝。其实孕期适度运动是让妈妈和宝宝都受益的一件事。适量的运动可以改善孕妈妈体质、控制体重、缓解压力和疲劳，同时增强肌肉力量和耐力，从而提高分娩时的肌肉效率，有利于顺利分娩。适当的运动还能促进胎宝宝的大脑、感觉器官、血液循环系统和呼吸系统的发育，使宝宝健康又聪明。本书根据孕期的不同阶段给孕妈妈相应的运动指导及动作详解。

　　关于饮食，本书中的"饮食营养规划"根据孕妈妈在当月的营养重点和注意事项，给出相应的建议。每月推荐孕期低卡食谱，既保证食材的多样性，又确保营养丰富、热量较低。孕期饮食均衡、营养、丰富，那么孕妈妈的体重管理就能成功一半。

　　另外，本书每个章节后设有专题，旨在解决孕妈妈在孕期中经常遇到的问题以及一些需要注意的事项，包括产检知识，孕期内坐、卧、走的正确姿势，待产包的准备等，内容丰富、有趣，具有实用价值。

　　相信通过合理的饮食搭配和适度运动，孕妈妈不仅可以孕育健康的宝宝，也可以拥有不一样的"孕味十足"的身材。

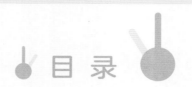

目 录

第一章　容易忽视的孕前
体重管理

第二章　　孕1月

第三章 ＞ 孕 2 月

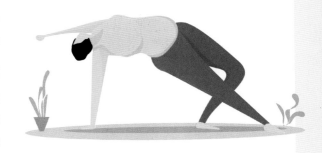

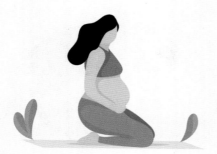

第六章 > 孕 5 月

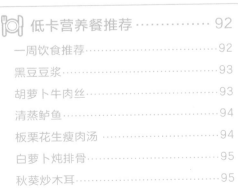

第九章 · 孕 8 月

第十一章　孕 10 月

第十二章　坐好月子轻松瘦身

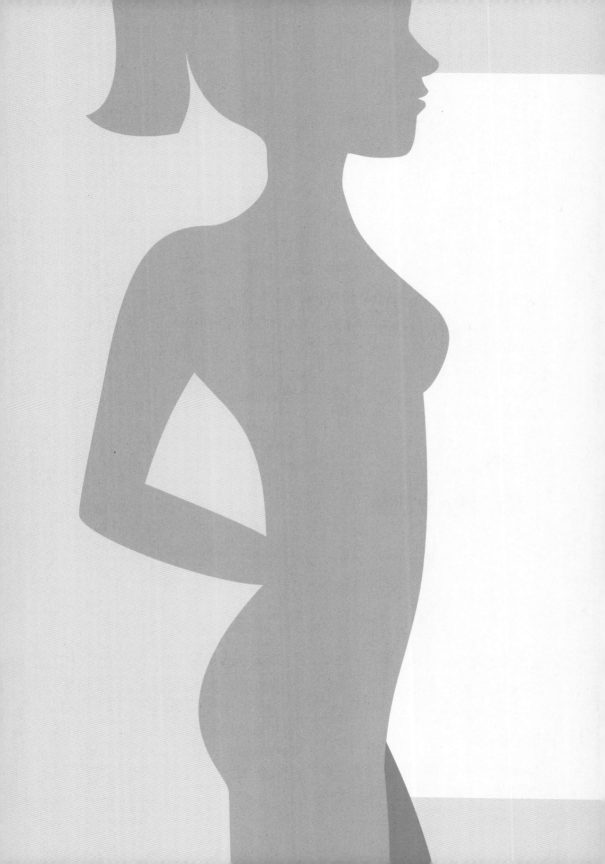

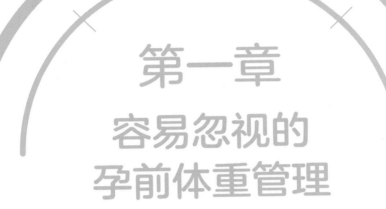

第一章

容易忽视的
孕前体重管理

很多备孕妈妈在备孕期间只重视营养的补充，往往忽视了运动的重要性。备孕夫妻规律、科学地健身，养成良好的饮食和作息习惯，拥有健康的身体，受孕的成功概率会增加。

肥胖和瘦弱都会妨碍怀孕

为了以一个健康的身体来孕育新生命，备孕期间要做的最重要的一件事是要管好自己的体重。过胖或者过瘦都不利于受孕，也不利于孕期体重管理。

了解身体质量指数

提到身体质量指数，大家可能没听说过，但是大家一定听说过 BMI，其实 BMI 指的就是身体质量指数。

BMI（Body Mass Index，即身体质量指数，简称体质指数），目前国际上常被用为衡量人体胖瘦程度以及是否健康的一个标准。

可以通过身高、体重的计算公式来衡量自己体重是否标准。

BMI = 体重（千克）/ 身高的平方（米²），BMI 正常范围值为 18.5~23.9。

例如：体重 57 千克，身高 1.60 米，BMI=57/1.60²=22.27（正常）。

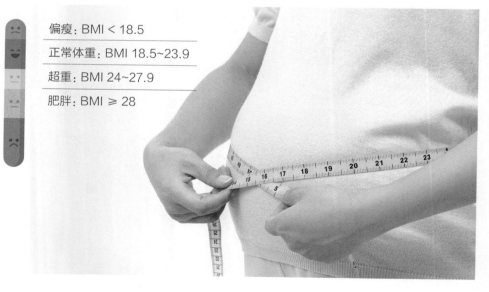

偏瘦：BMI < 18.5

正常体重：BMI 18.5~23.9

超重：BMI 24~27.9

肥胖：BMI ≥ 28

为了宝宝和自己的身体健康，备孕期一定要记得管理和控制好自己的体重，在孕前将体重调整到正常范围。

瘦弱对生育的不良影响

现在很多女性都讲究骨感美，但身体过于瘦弱的女性其生育能力可能会受到影响。一般情况下，偏瘦的女性大多数都有宫寒症状，因为阴血不足、胞脉失养，或因后天房事不节、肾精不充、冲任脉虚，导致肾气不足、胞宫虚冷而造成不孕。

另外，过瘦的女性即使怀孕，体内的脂肪和营养缺乏，也有可能增加流产风险。在分娩时容易因为体力不支而延长产程，阵痛的过程可能会比较缓慢，忍受疼痛的耐受力比较弱，会影响分娩。

有些女性体质消瘦是由疾病导致的，如肠胃功能不好，使得身体对营养物质的吸收率低。如果想要怀孕，可以先将肠胃调理好再备孕。

还有一部分女性由气血不足导致身体瘦弱，这种体质就会影响怀孕，使女性出现久备不孕等情况。这种气血失调的瘦弱体质要好好调理，将气血调理到最佳状态，才能更好地受孕，使胎宝宝健康苗壮。

肥胖是怀孕的屏障

身体过于肥胖会给日常生活造成诸多不便，也会为身体带来一定的健康隐患。比较胖的女性常会担心在婚后是否会影响正常生育。那么，肥胖究竟对怀孕有什么影响呢？

影响正常怀孕

女性过度肥胖常会导致内分泌功能紊乱，从而引起女性月经异常及排卵障碍，从而影响正常怀孕。

容易诱发流产

因为过度肥胖，女性即使在受孕之后，体内黄体功能以及雌激素、孕激素等各种激素也不稳定，内分泌紊乱，还可能会出现某些抗体，因此也容易诱发早期流产。

影响自身健康

肥胖女性常会因为身体脂肪堆积过多，从而导致高血压、血脂异常、脂肪肝等健康问题，怀孕后也会因此而影响自身健康，同时对胎宝宝发育也有不良影响。所以，肥胖女性一定要合理减肥，使身体处于良好状态再怀孕，才能保障自身健康和胎宝宝的正常发育。

孕前体重管理

脂肪在女性的生殖功能中起着非常重要的作用。女性如果要维持正常的月经、孕育、哺乳等生理功能，脂肪量要达到体重的 20%~25%。男性和女性一样，过度肥胖和过于瘦弱都会对备孕造成一定影响。

备孕男性的重点注意事项

在备孕期，备孕男性除了要有充分的思想准备以外，还需要戒除影响受孕的坏习惯。

尽早戒烟戒酒

夫妻的健康状况是孕育宝宝的前提。如果备孕男性有抽烟、喝酒的习惯，无疑会对精子的数量和质量产生影响。香烟中的有害物质会干扰睾丸及附睾的正常功能，影响精子的生长发育，使精子数量下降，活动能力降低，也容易导致精子畸形。酒精对人体肝脏和男性睾丸都有直接的影响。

抽烟可能会使胎宝宝畸形，酒精会刺激胎宝宝的大脑。如果正在备孕，备孕男性必须要戒掉烟酒一段时间，才可以进行受孕。男性精子生成周期是 3 个月，因此应当在备孕 3 个月之前戒烟戒酒。

备孕男性还应该做的努力

规律作息：夜间人体休息睡眠，身体进行排毒和自我修复，而熬夜会对身体功能造成不可逆的影响，影响精子质量。规律的作息对于备孕是有帮助的，夫妻双方都处于良好状态，才容易受孕。最好保证在 22：00~23：00 入睡，以使身体代谢更顺畅。

补充叶酸：不只是女性在备孕时要补充叶酸，男性也需要补充叶酸。它能提高精子质量，对于受孕来说是有利的。

饮食健康：精子的生成需要优质蛋白质、钙、锌、多种维生素等。如果饮食中缺少这些营养素，精子的生成会受到影响，或会产生一些低质量精子。在饮食结构上，要做到荤素搭配，多食用新鲜蔬果，多喝牛奶，保持膳食结构的合理。很多男性喜欢吃肉，但饮食单一容易造成营养不均衡。

适量运动：运动不仅可以提高身体免疫力，增强心肺功能，还可以改善精子质量。但是要避免过于激烈的运动，以不感到肌肉酸痛为宜。

备孕女性体重管理重点

　　女性在备孕期间最好先去医院做一个全面检查，确定卵巢功能正常。在日常生活中可以多补充叶酸、铁，在饮食上不要吃生冷、油腻、刺激性强的食物，多吃一些营养丰富、口感清淡、容易消化的食物。保证睡眠，积极参加有氧运动，提高身体素质，有利于提高怀孕概率和优生优育。

体重过轻的备孕女性

　　偏瘦的备孕女性往往缺乏营养，导致卵子活力降低，月经不规律，不利于受孕。孕前营养不良还会影响孕早期胚胎发育，增加流产、致畸的概率。所以，偏瘦的备孕女性需要增加营养并增重，保证高蛋白质食物的摄入。最好在孕前1年就开始注意饮食。

1. 注意补血。偏瘦的备孕女性多有贫血现象，如果怀孕，贫血现象会更严重。

2. 在三餐之间可以增加2次点心，吃一些高蛋白、高营养的食物。

3. 保证热量，三餐按时吃，营养要均衡，食物多样化。

4. 食用水果不要过量，水果不能代替蔬菜。

体重过重的备孕女性

备孕先减重

　　肥胖的备孕女性每日最少进行1小时的体育锻炼，每周至少进行180分钟中等强度有氧运动。减少静坐时间，尤其是避免长期静坐。健身运动以中等水平抗压强度健身运动为宜，如快走、慢跑、打乒乓球、打羽毛球、舞蹈、游泳、有氧搏击操、爬楼等。

注意饮食搭配

　　在饮食均衡的基础上，降低每天摄取的总热量，标准是"低脂肪，低热量，适量优质蛋白质"。不暴饮暴食，少食多餐，增加进餐次数，降低饥饿感。控制总量、营养均衡、食物多样化。

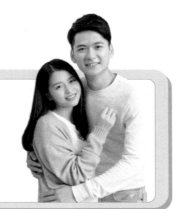

肥胖对备孕的危害

1. 肥胖易造成输卵管阻塞，降低怀孕概率。

2. 肥胖影响胚胎品质，增加孕早期流产风险。

3. 肥胖增加怀孕风险及胎宝宝出现异常的风险。

瘦孕真的很容易

不同孕期阶段的体重增长

孕妈妈在孕期的不同阶段体重增长也会有快有慢，比如孕早期体重可能会下降、孕中期体重增长较快等。针对不同时期的体重变化规律，备孕女性要提前了解，以便做好体重管理。

孕早期（1~3 个月）

孕 1~3 月，胎宝宝体重从 3 克长到 8 克，孕妈妈体重增长并不明显，增长 1~1.2 千克，在饮食上，维持孕前的平衡膳食即可。

孕早期胚胎发育十分不稳定，孕妈妈的身体也在适应新生命的到来，这段时间发生流产的概率较高，要避免性生活。

体重管理建议

早孕反应比较严重或食欲不佳的孕妈妈，不必过分控制体重，可以根据个人饮食喜好，尽量选用清淡适口、容易消化的食物，少食多餐，保证摄入一些富含碳水化合物的谷薯类食物，以预防酮症对胎宝宝神经系统的损害。

避免油炸及油腻的食物和甜品，可以适当补充 B 族维生素以减轻早孕反应。

体重管理建议

注意营养均衡，孕中期需要每天增加蛋白质 15 克、钙 200 毫克、热量 300 千卡（1 千卡 ≈ 4186 千焦），即每天增加 200 毫升的奶，肉类保证不低于 120 克。

健康的孕妈妈每天应进行不少于 30 分钟的中等强度体育锻炼，孕早期体重变化不大，每月可测量 1 次。孕中、晚期应每周测量体重，并根据体重增长速率调整热量摄入。

孕中期（4~7 个月）

孕中期，胎宝宝进入快速生长的阶段，身长和体重都有明显的增长。到孕 7 月时，胎宝宝体重可达到 1.1~1.3 千克。孕妈妈的体重几乎每周就会增加 0.5 千克，腰身和腹部逐渐变粗、变大。

孕晚期（8~10个月）

孕晚期是胎宝宝成长较快的时期，到出生前，胎宝宝的体重可达到2.9~3.4千克。因为胎宝宝体重增加，孕妈妈的体重上升也很快，一般这段时间会增重5~6千克。孕晚期体重增长快、身体变化也大，孕妈妈要坚持按时产检。

体重管理建议

孕妈妈的体重大部分是在孕晚期增长的，这时要控制体重，每周增长不超过500克。分配餐次，把一天的进食总量分成4~6餐，可以避免因一次进食大量食物造成血糖快速上升。孕晚期，三餐后散步20~30分钟，走路放慢些，舒服即可。

孕中、晚期一天食物建议量

粮谷类	200~275克	大豆类	20克
薯类	75克	坚果	10克
蔬菜类	400~500克	烹调油	25克
水果类	200~350克	盐	<5克
鱼禽蛋肉类	150~225克		
奶	300~500克		

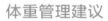

体重管理建议

坚持哺乳和适当运动有利于体重恢复。新妈妈怀孕时在体内储存的脂肪，可以借助哺乳消耗一部分，起到减轻体重的作用。

顺产妈妈在产后第二天可以做一些保健操，比如深呼吸运动、缩肛运动、伸腿运动等，产后6周可以进行有氧运动，剖宫产妈妈要根据伤口恢复情况逐步增加运动量。月子期间食物多样但不过量，避免产后喝多油脂的浓汤。注意补充优质蛋白质和钙。

哺乳期

妈妈经过整个孕期终于诞下可爱的宝宝。虽然生产会使妈妈筋疲力尽，但是产后要尽早哺喂宝宝，早吮吸，早开奶。母乳喂养对宝宝和妈妈都有益。

控制体重离不开运动

饮食和运动是管控体重的两大方面。怀孕并不是一味地休息就是好的，即使在孕期，孕妈妈也可以带胎宝宝一起运动起来。运动也是一种娱悦心情的方式，调节孕妈妈在孕育过程中的压力。适当运动在备孕、怀孕以及坐月子期间都是必不可少的。

运动对孕妈妈大有裨益

适当的运动对孕妈妈身体十分有益。

1. 改善血液循环。运动改善孕妈妈体内血液循环，增强心肺功能，尤其是腹肌锻炼，可以预防胎位不正和难产。

2. 缓解腰酸背痛、水肿等。孕妈妈不断增大的子宫压迫静脉，使骨盆前倾、腰椎前倾以及下肢静脉血液不畅，导致腰酸背痛和下肢水肿。运动可以促进腰部和下肢的血液循环，缓解症状。

3. 帮助消化，预防便秘。运动可以帮助孕妈妈消化和排泄，促进新陈代谢。

4. 适度运动可以增进食欲，增加营养。

注意： 运动强度适中，安全第一。孕早期和孕晚期避免强烈运动，以免引起流产或早产。

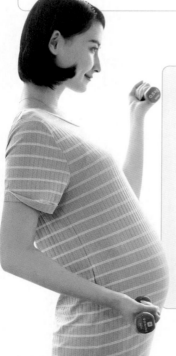

中等强度有氧最合适

中等强度的运动指需要用一些力量但还能在活动中轻松地讲话的运动，如快走、孕妇体操、瑜伽、游泳和凯格尔运动等。如果孕前运动较少，要从强度较小的运动开始，循序渐进。孕前经常运动的孕妈妈，孕期锻炼以微微出汗为宜。孕中期可以适当增加运动量，因为这个时候胎宝宝比较稳定。孕晚期，孕妈妈容易出现疲倦的状况，运动量可以适当减少。

适度运动避免超重

孕期适度运动可以很好地控制体重，也可以帮助胎宝宝"减肥"，避免出现巨大儿，导致分娩困难。

孕期运动不是以减肥为目的，需要在运动15分钟后就稍微休息，避免过度疲劳和心跳过快。

孕早期子宫增大不明显，虽然方便运动，却要注意强度，避免流产。适合孕早期的运动有散步、孕期健身操等。

孕中期每日应进行30分钟的中等强度运动，一般运动后会稍感觉疲惫，但10分钟左右就会恢复，运动后的心率达到最大心率的50%~70%。

最大心率可用220减去年龄计算得到，比如年龄为30岁，最大心率为220-30=190，运动后的心率在95~130为宜。如果超过身体承受的范围，孕妈妈血流量较高，血管负荷过大，不利于妈妈和胎宝宝的健康。

冥想注意事项

1. 每次呼吸做到自然舒适，不要憋气。

2. 孕妈妈如果腰酸背痛，可以靠在墙面或床头来完成。

3. 初学者可以从几分钟开始练习，然后逐渐增加时长。

4. 如果孕妈妈心情烦躁，感觉紧张，可以先用鼻子吸气，嘴巴呼气，做3~5次后，慢慢过渡到自然呼吸。

冥想可以贯穿整个孕期

在孕期的不同阶段，孕妈妈可能会有不同的心理担忧。由于体内激素的变化，孕妈妈比平时更容易烦躁、焦虑、心情抑郁等，为了不把坏情绪传递给胎宝宝，也为了自己身心愉悦，可以将冥想贯穿整个孕期。

冥想是一种简单的放松运动，可以让孕妈妈达到满足和平静的情绪状态，使人精神放松，也有助于调节血压。在孕妈妈感觉心情烦躁时，练习5~30分钟的冥想，可以有效缓解压力。

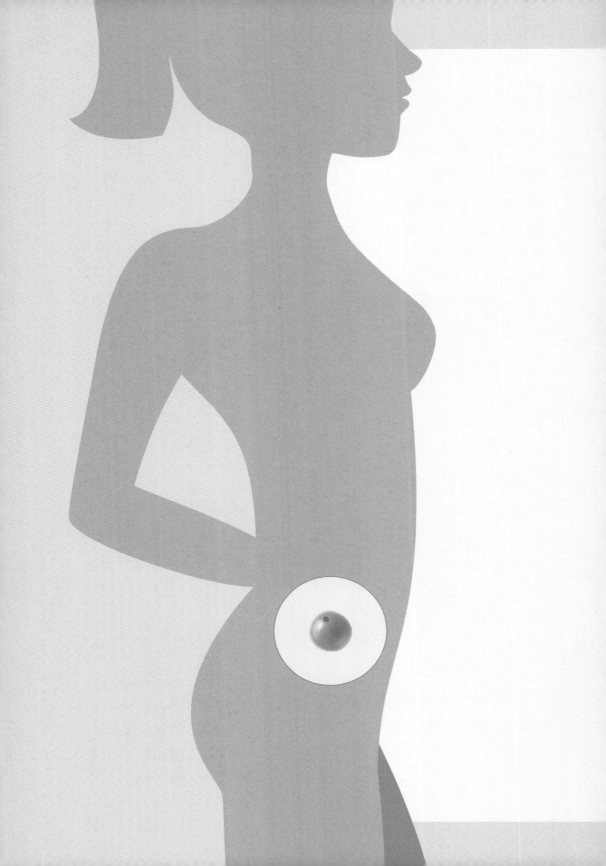

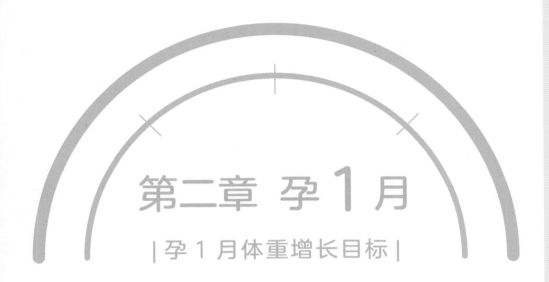

第二章 孕1月

| 孕1月体重增长目标 |

体重偏轻的
孕妈妈本月增长
目标：

0.5 千克

体重标准的
孕妈妈本月增长
目标：

0.5 千克

体重偏重的
孕妈妈本月增长
目标：

0.3 千克

瘦孕真的很容易

孕期体重增长知多少

孕期，孕妈妈究竟要增加多少体重，才能给胎宝宝提供足够的营养，又不会使胎宝宝变得太胖？其实是有标准的。

计算 BMI

要判断自己孕期要增重多少才是合理的，孕前 BMI 经常作为估算孕妈妈孕期体重标准的依据。

孕妈妈的孕前 BMI 分为三类，偏瘦型、标准型和偏胖型。计算公式为，体质指数（BMI）= 体重（千克）÷ 身高的平方（米²）。

类型	BMI	孕期建议增重（千克）	饮食建议
偏瘦型	<18.5	12.5~18	偏瘦型孕妈妈因体质原因，孕期增重可能无法达到建议标准。所以更要注意饮食的质量，多吃营养密度高的食物，注重营养均衡和饮食多样化
标准型	18.5~23.9	11.5~16	标准型孕妈妈在孕期体重最容易犯的错误就是大吃大补，使体重增长迅速。建议孕妈妈在平时多监测体重，发现增重快时，要加以调整
偏胖型	≥ 24	7~11.5	偏胖型孕妈妈在孕期的体重容易超重，所以在孕期增重要少一些。体脂过多也会影响胎宝宝发育，并且要按时产检，预防妊娠并发症的发生

孕妈妈滋养宝宝长大

现在，从严格意义上说，胎宝宝连个影儿都还没有呢，仍是分别以卵子和精子的形式寄存在爸爸和妈妈的身体内。

成熟的卵子从卵泡中排出，同时有一个最棒的精子也从大约 3 亿个精子中奋力拼出，与卵子结合，形成受精卵。由此，新生命宣告诞生。

受精卵经过不断地细胞分裂，变成一个球形细胞团游进子宫腔并着床，胎宝宝正式在妈妈体内"安营扎寨"。

胚泡完成植入后，囊泡分化成两部分，一部分附着在子宫壁上发育成胎盘，另一部分发育成胎宝宝。

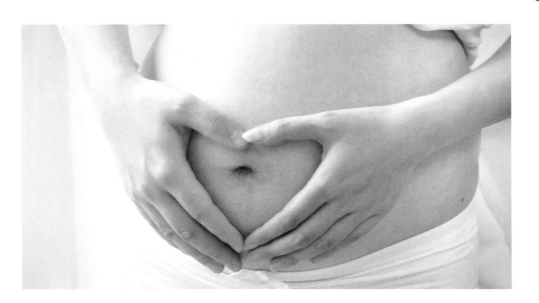

孕早期是控制体重关键期

孕早期，孕妈妈体重的变化不会太明显，胎宝宝发育也较慢，孕妈妈体重一般增加1千克左右，占整个孕期增重的8%~10%。

孕早期体重增长不明显

老人常说"一个人吃两个人的饭"，许多孕妈妈为了胎宝宝发育成长而过度饮食，即使是在孕吐严重的孕早期，不少孕妈妈也认为吐了就得赶紧吃回来，不然孩子的营养跟不上。其实现在许多孕妈妈面临的主要是营养过剩问题，孕期更需控制体重。

怀孕前3个月即孕早期，由于妊娠反应的出现，孕妈妈会食欲不振，体重可能会下降，而且前3个月胎宝宝的重量增加比较慢，孕妈妈体重的减少和胎宝宝体重的增加相冲减，因此孕早期体重增加不明显，甚至可能会出现体重下降的情况。即使不下降，增长幅度也应该是非常小的。

在怀孕前3个月，不需要额外增加热量摄入，进食量应和孕前一样，孕早期体重增加应控制在1千克左右。但这个时期需要丰富的维生素和矿物质，可以多吃含叶酸的食物。

孕中、晚期体重会猛长

到了孕中期，孕妈妈早孕反应有所缓解，食欲大增，胎宝宝生长发育加快，加上孕妈妈血容量增加，子宫和乳房的增长，还有脂肪的储存，均使增重加快。

孕晚期主要是胎宝宝、胎盘还有羊水的重量增加。随着胎宝宝生长发育加快，这个时候孕妈妈的体重也会进入迅速增长期。

瘦孕真的很容易

饮食营养规划

　　孕早期，胎宝宝的器官发育特别需要维生素和矿物质，尤其是叶酸、铁、锌，有助于胎宝宝的健康发育。从准备怀孕开始，夫妻二人就要注意补充维生素及矿物质。

拒绝没营养、高热量食物

　　孕妈妈要吃得有营养，首先要拒绝没有营养的食物。孕妈妈应避免摄取高热量、低营养素的食物，包括油炸食品、腌熏制品以及含糖饮料等，因为这些食物摄取过多容易使孕妈妈的体重快速上升。

继续补充叶酸

　　孕前要补充叶酸，孕后要继续补充。叶酸是胎宝宝神经发育的关键营养素，是蛋白质和核酸合成的必需因子。血红蛋白、红细胞、白细胞快速增生、氨基酸代谢、大脑发育都少不了它。

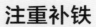

注重补铁

　　铁能为卵子提供充足的养分，保障卵子的质量，它还是身体制造血红蛋白的主要原料。人体内 2/3 的铁存在于血红蛋白中，另 1/3 储存于肝、脾、骨髓及小肠上皮细胞内。合理补铁，才能使孕妈妈和胎宝宝更加健康。

　　怀孕后，孕妈妈体内血容量会比平时增加近 50% 左右。孕妈妈容易出现生理性贫血。如果铁不足，就会发生缺铁性贫血。为了满足孕妈妈自身及胎宝宝生长发育的需要，需在孕期补充足够的铁，以便制造更多的血红蛋白，维持身体的正常需要。

补充卵磷脂

卵磷脂是磷脂的一种，属于高级神经营养素，也是构成神经组织的重要成分。孕妈妈适量补充卵磷脂，有助于胎宝宝脑细胞的发育，还可以起到延缓衰老、缓解压力、改善皮肤状态的作用。如果孕妈妈体内卵磷脂不足，不仅会阻碍胎宝宝的发育，还会增加流产和早产的风险。富含卵磷脂的食物有鸡蛋、牛奶、动物肝脏、大豆及其制品。

夫妻一起补锌

锌能促进性器官正常发育，保持正常的性功能。不管是孕妈妈还是准爸爸缺锌，都会导致性功能降低，还会让男性的精子减少，女性的月经不正常，从而影响自然受孕，即便女性怀孕了，胚胎质量也不那么理想。

动物性食物含锌普遍较高，其中瘦肉、猪肝、鱼类、蛋黄、牡蛎含锌丰富。植物性食物含锌相对较少。

鸡肉脂肪较少，容易消化，整个孕期都可以适量食用

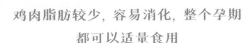

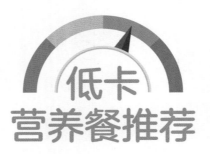

低卡
营养餐推荐

一周饮食推荐

第1个月，孕妈妈可能还不知道自己怀孕了，体重和孕前没有明显变化。如果孕早期体重增长过快，会出现营养过剩或营养摄入不均衡的问题。孕早期，孕妈妈注意膳食平衡和营养素的补充，适当多吃新鲜蔬果，可在加餐时吃些坚果、水果或者酸奶等。

	早餐	午餐	加餐	晚餐	加餐
第一天	牛奶、素包子、水煮鸡蛋	米饭、豌豆鳕鱼、蒜香空心菜	核桃	香菇饺子、紫菜蛋花汤、木耳炒山药	低脂牛奶
第二天	酸奶、藜麦杂蔬烩饭、拌莴笋	米饭、香菇鸡丁、腰果西蓝花	猕猴桃	小米粥、鲜虾芦笋、香煎鳕鱼	银耳花生汤
第三天	黑芝麻糊、鸡蛋、青菜沙拉	米饭、香菇油菜、鸭血豆腐汤	草莓	百合红薯粥、莴笋炒肉丝、蔬菜沙拉	蔬果汁
第四天	牛奶、全麦面包	米饭、蒜蓉茄子、鱼片汤	香蕉	馒头、五彩玉米羹、丝瓜金针菇	黑芝麻糊
第五天	南瓜燕麦粥、鸡蛋、拌黄瓜	红豆饭、彩椒炒牛肉、什锦西蓝花	全麦面包	花卷、香干芹菜、炖带鱼	牛奶木瓜
第六天	原味豆浆、三鲜包子、拌海带丝	米饭、干贝汤、西红柿炒鸡蛋	板栗	米饭、乌鸡滋补汤、蔬菜沙拉	橙汁
第七天	苹果土豆泥、面包、鸡蛋	香菇鸡肉面、芝麻拌菠菜	酸奶	蔬菜羹、平菇肉片、米饭	苏打饼干

香菇油菜

原料 油菜 200 克，鲜香菇 5 个，酱油、葱段、姜末、盐各适量。

做法

1. 鲜香菇去蒂、洗净，切块；油菜洗净，切段。

2. 锅内放油烧热，倒入葱段、姜末炒出香味，放入香菇块快速翻炒，烹入少许水、酱油。

3. 放入油菜段炒至断生，出锅前加盐炒匀即可。

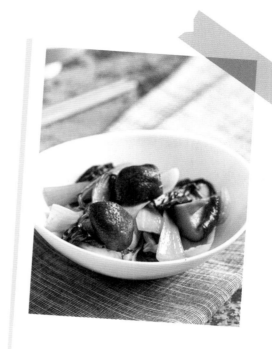

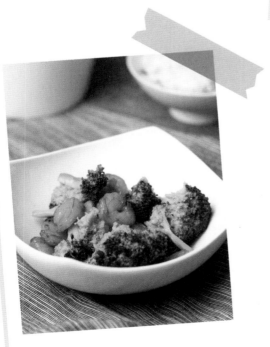

虾仁西蓝花

原料 西蓝花 100 克，虾仁 50 克，鸡蛋清、盐、姜片各适量。

做法

1. 虾仁洗净，去除虾线，加入鸡蛋清调匀；西蓝花洗净，掰成小朵。

2. 油锅烧热，姜片爆香，倒入裹好鸡蛋清的虾仁翻炒片刻，再倒入西蓝花翻炒，调入盐，炒匀即可。

海带排骨汤

😊 **原料** 排骨 500 克, 鲜海带 50 克,
姜片、盐、葱花各适量。

😊 **做法**

1. 排骨洗净, 焯去血水, 沥干; 鲜海带
洗净, 切段。

2. 油锅烧热, 放姜片、葱花爆香, 再放
入排骨翻炒至五成熟。

3. 锅中加适量水没过排骨, 放入海带
段, 大火煮开后转小火煮至肉软烂。

4. 出锅前加盐调味即可。

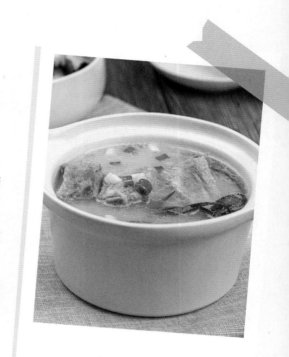

蒜蓉牡蛎

😊 **原料** 牡蛎 300 克、蒜蓉、海鲜酱油、
料酒、水淀粉、葱末、红椒碎各适量。

😊 **做法**

1. 牡蛎用刷子刷洗干净, 放入蒸锅蒸
熟, 开口后取出牡蛎肉。

2. 锅中放油, 油热后放入蒜蓉, 小火煸
炒出香味, 加入适量料酒、海鲜酱油、
水淀粉炒匀。

3. 将炒好的蒜蓉汁浇在牡蛎肉上, 撒
葱末、红椒碎即可。

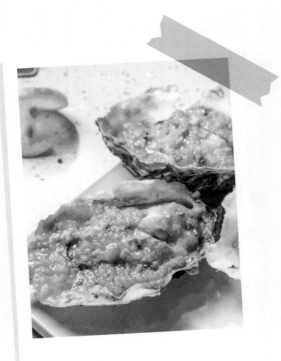

香油炒猪肝

原料 鲜猪肝 200 克，姜末、香油、盐各适量。

做法

1. 鲜猪肝洗净，切薄片。

2. 锅内倒入香油，待油热后放入姜末爆香。

3. 放入猪肝片，翻炒至猪肝变色熟透，出锅前加盐调味即可。

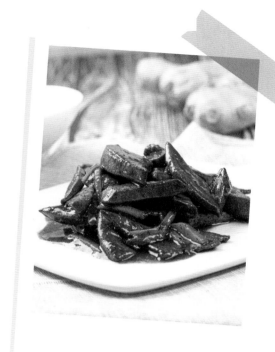

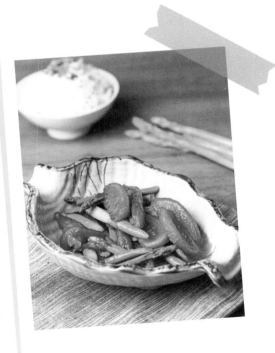

芦笋炒西红柿

原料 芦笋 300 克，西红柿 1 个，盐、葱末各适量。

做法

1. 芦笋洗净，切段，焯烫沥干；西红柿洗净，切块。

2. 油锅烧热，葱末爆香，放入西红柿块翻炒，再放入芦笋段炒至断生。

3. 出锅前放入适量盐调味即可。

本月运动安全指导

本月，很多孕妈妈的身体还没有什么不适，生命的种子仍处于生根发芽的状态中，并不稳定，所以孕妈妈不要做剧烈运动，只需要做一些舒缓的运动来调整身心状态，使自己拥有良好的心情，迎接宝宝的到来。

运动幅度不可过大

孕1月的前2周是月经期和排卵期，后2周才是受孕期。在这个过程中，孕妈妈通常感受不到什么变化，有些敏感的孕妈妈可能会出现疲劳、嗜睡、体温升高、乳房胀痛等反应。孕妈妈子宫里的胚芽尚不稳定，这个时期运动幅度不要过大，可以选择散步或简单的瑜伽体式来缓解身体不适。

运动注意事项

孕妈妈在做运动时不能凭自己的喜好来选择运动项目，要考虑到运动强度以及孕周。孕早期和孕晚期都是胎宝宝不稳定的时期，应避免做跳跃、旋转、举重等运动。

整个孕期避免腹部受到挤压，也应避免如仰卧起坐、跳远、急速转向、快跑等运动，危险系数高的运动也不要参加。

不适合做运动的孕妈妈

并不是所有孕妈妈都适宜运动，如果有以下情况，要谨慎运动。

曾有过早产、反复流产史、宫颈功能不全病史的孕妈妈不宜多运动。要注意休息，卧床是最好的选择，以免增加流产风险。

孕早期即出现高血压的孕妈妈，不建议运动。如果孕妈妈在孕期监测的收缩压 ≥ 140 毫米汞柱或舒张压 ≥ 90 毫米汞柱，就可诊断为妊娠期高血压。妊娠期高血压如果不及时控制，盲目运动，很容易发展为严重的妊娠高血压综合征。

有慢性基础性疾病，比如心脏病、泌尿系统疾病、肺部疾病、1型糖尿病、严重贫血、身材过瘦的孕妈妈除了不适宜运动，还要注意休息、避免劳累，防止出现不良后果。

孕期不能做的运动

打网球、打羽毛球	身体突然的停止与转身，会使韧带承受过大压力
高速危险性运动	如滑雪、旱冰，有摔倒的风险
竞技性运动	如篮球、排球、足球，有太多跳跃和伸展动作，还有撞击风险
强度大的运动	如跳高、赛跑、爬山等
举重	过度拉伸肌肉和韧带，而且用力时需要腹内憋气，有潜在威胁
骑马	马背上的颠簸感会让敏感的孕妈妈骨盆疼痛，而且有落马的危险

制订运动计划

运动计划要结合孕妈妈自己的身体情况来制订。计算好自己的BMI，查看孕期增重建议，做好每个阶段的增重计划，合理增重。如果短时间内体重暴增，不仅会增加长妊娠纹的概率，而且更容易得妊娠并发症，生了宝宝之后体重也很难恢复。

不爱运动的孕妈妈

如果孕妈妈不爱运动，可以循序渐进地增加锻炼时长，先做一些简单、有趣的小动作。要认识到适当运动对自己、胎宝宝和顺产都是有好处的，强迫自己动起来，给自己制订可以践行的运动计划。

爱运动的孕妈妈

对于爱运动的孕妈妈，孕期保持运动并不困难。但孕期运动强度不能太大，运动量也要适度。锻炼时以微微出汗为宜，脉搏每分钟不超过140次。

简单的小动作

1. 自然站立，闭住嘴，双手叉腰，抬头后仰，伴随吸气，双眼望天，停留片刻；缓缓向胸部低头、伴随呼气，双眼看地。

2. 自然站立，双目平视，双脚与肩同宽，双手叉腰，头与身体慢慢左转，停留片刻，再向右转。

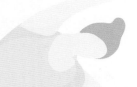

孕妇体操

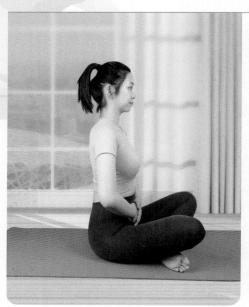

腹式呼吸

1. 双腿交叉、给肚子留出足够的空间，背部挺直，双手重叠放在肚脐上。

2. 轻轻吐气，同时将肚子轻轻向内收缩。

3. 缓慢吸气，让肚子慢慢地向外鼓出。呼气，肚子向内收缩；吸气，肚子向外膨胀。

孕妈妈可以根据自己的情况多做几次，有助于稳定情绪，缓解身体不适。

绕肩练习

1. 肩膀放松，双脚站立与肩同宽。

2. 吸气，双手向上举高。

3. 呼气，双臂向后、向下转动。

做 3~5 个呼吸后反方向重复。

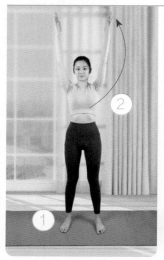

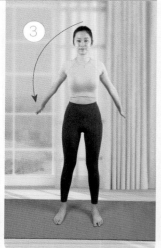

注：全书模特仅做示意展示，孕妈妈需要根据实际情况和医嘱进行练习。

能够有效地舒展踝关节。

1. 双手放在臀部后侧，将双腿放直，两腿之间稍稍分开，身体放松。

2. 吸气，脚尖用力向前伸直（注意不要过度伸直，以免引起腿抽筋）。

3. 呼气，脚尖往回钩，脚跟用力蹬。重复3~5个呼吸。

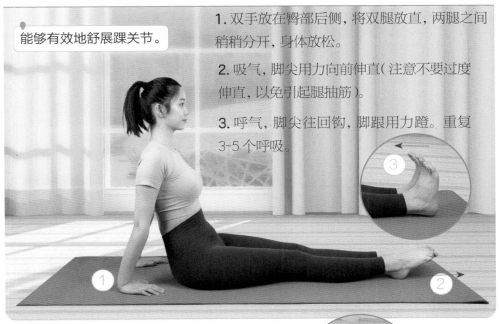

4. 再次吸气，向右转动脚踝，自然呼吸。

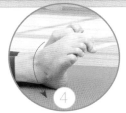

5. 身体坐直，脚尖往回钩，十个脚趾用力张开，背部挺直。

6. 伸出双臂，吸气，双手和双脚用力张开。

7. 呼气，双手大拇指在内握拳，双脚蜷脚趾。

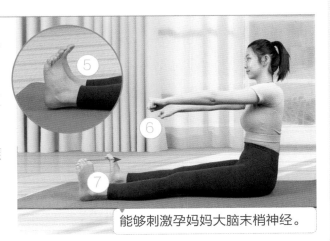

能够刺激孕妈妈大脑末梢神经。

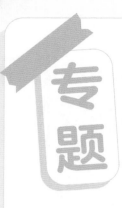

长胎不长肉的孕妈妈是怎么做到的

怀孕期间,孕妈妈最想听到的就是,"你都没怎么长胖,肚子倒是不小"。这就是长胎不长肉最直观的表现,这样的孕妈妈有共同的基本特征。

1. 怀孕后不刻意吃太多食物

有的孕妈妈怀孕后为了胎宝宝发育得更好,总怕营养跟不上,每天各种汤水供应不断。

"只长胎不长肉"的孕妈妈基本上照常吃饭,每天吃两三种水果,很少吃含糖量高的水果,有时候用蔬菜代替水果。适当多吃一些高蛋白质食物,如瘦肉、鸡蛋等。

2. 怀孕期间,孕妈妈作息合理,坚持早睡早起,有睡午觉的习惯

现在手机对人诱惑太大,刷剧、玩游戏,让孕妈妈的心没法安静下来。所以很多孕妈妈形成了晚上很晚睡、早上睡懒觉的坏习惯,其实这样不利于胎宝宝发育,也更容易让自己发胖。

如果孕妈妈睡眠时间不足,体内会产生更多皮质醇,皮质醇会增加体内脂肪合成。而那些"只长胎不长肉"的孕妈妈,通常作息合理,早睡早起,还会睡20~30分钟的午觉。

3. 饮食、运动相平衡

　　孕期，如果想要长胎不长肉，就要"慧"吃和"慧"动，简单来说就是管住嘴、迈开腿。饮食上，参照中国营养学会推荐的孕期平衡膳食宝塔进行饮食。孕早期，不需要增加食物的摄入量；孕中期和晚期，在主食、肉类和奶制品方面适当增加摄入。运动上，孕妈妈需要每天进行30分钟中等强度的体育活动。如果医生评估孕妈妈的身体状态后，认为可以在孕期适度运动，所选运动项目可以有游泳、瑜伽和普拉提等，孕妈妈根据自身状况进行选择。

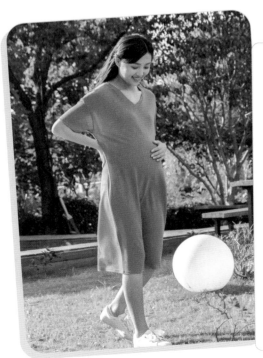

4. 怀孕后坚持适宜的运动，特别是饭后1小时外出散步

　　"长胎不长肉"的孕妈妈会坚持一些适宜的运动，比如饭后1小时外出散步。孕妈妈在孕期做一些适当的运动不仅可以保持身材，还能提高身体素质、增强免疫力，同时为后面的分娩打下基础，有助于缩短产程。

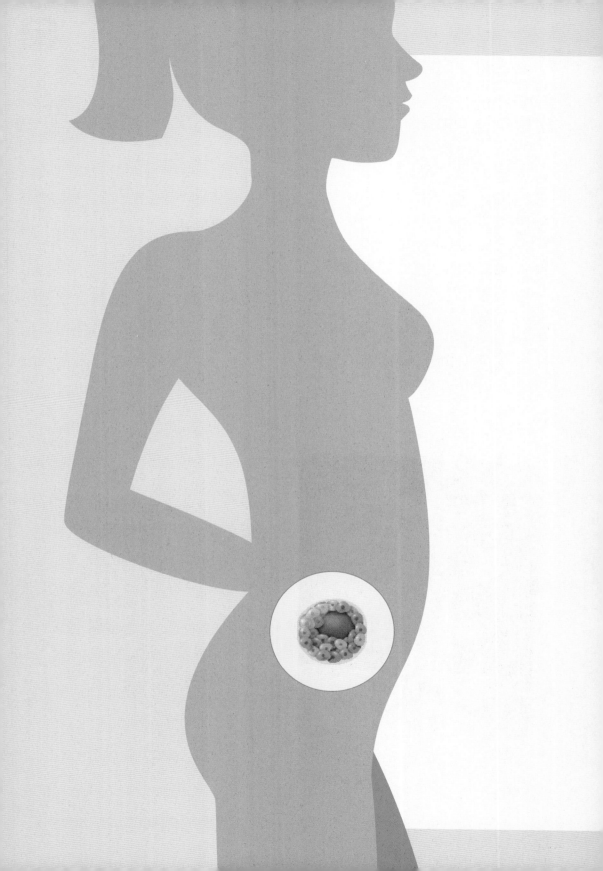

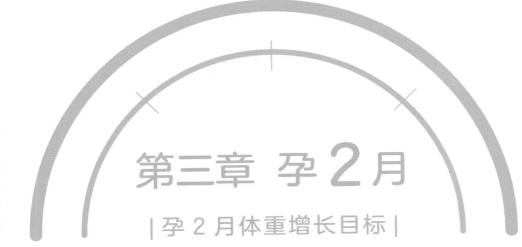

第三章 孕2月

| 孕2月体重增长目标 |

体重偏轻的
孕妈妈本月增长
目标：

0.5 千克

体重标准的
孕妈妈本月增长
目标：

0.5 千克

体重偏重的
孕妈妈本月增长
目标：

0.2 千克

孕期体重增长知多少

孕早期体重增幅不明显或出现体重下降都是正常的，并不会影响胎宝宝的发育。胎宝宝前期发育相对缓慢，所需营养素不多，孕妈妈保持正常体重即可。

孕吐导致的体重下降

孕吐反应一般从第 6 周开始，大约第 14 周结束。很多孕妈妈因为孕吐没有食欲，常常恶心不止，导致早孕期体重不升反降。下面这些缓解孕吐的小方法，孕妈妈可以试一试。

想吃就吃，少食多餐：食物色泽要能引起孕妈妈的食欲，还要清淡爽口、富有营养，迎合孕妈妈的喜好，但也不要忌口太多。避开让孕妈妈感到不舒服的食物和气味。孕期不必拘泥于常规的进食时间，特别是早孕反应较重的孕妈妈，只要想吃就吃。比如睡前和早起时，吃几块饼干、面包等，可以减轻呕吐，增加进食量。

按压内关穴：内关穴位于手腕内侧距手掌三横指处，用大拇指指腹轻轻按揉 50~100 次，可以缓解恶心、呕吐症状。

柠檬泡水：柠檬独有的香气有很好的镇静作用，孕妈妈在呕吐的时候闻闻新鲜柠檬皮的香味，有缓解呕吐和恶心的功效。孕妈妈每天早晨醒来，用蜂蜜和柠檬片泡水喝，可以有效缓解孕吐。

补充维生素 B_6：孕早期及时补充维生素 B_6，可以避免孕吐的发生或者缓解症状。富含维生素 B_6 的食物有糙米、香蕉、坚果等。

吃些水果沙拉：如果孕妈妈孕吐严重，可以用猕猴桃、蓝莓、草莓做成水果沙拉，加入一些蜂蜜。水果中富含的叶酸、维生素有助于缓解孕吐。

保持体重的合理增长

孕早期，孕妈妈体重增幅不大，孕妈妈和胎宝宝需要的营养同孕前相比并没有太大区别。这就需要孕妈妈控制好体重，保证每月体重增长不超过 0.5 千克。

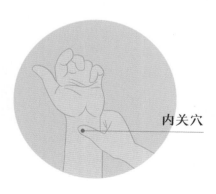

内关穴

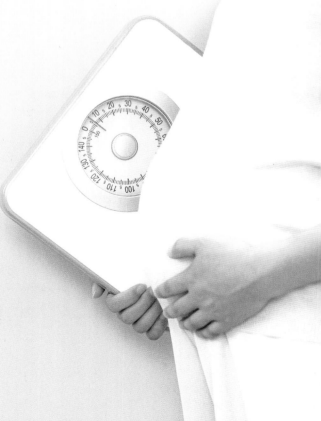

绘制体重曲线图

从本月开始，孕妈妈可以有意识地将孕期内每周或每月的体重记录下来，并绘制成体重曲线图。这样使自己的体重增长更加直观，也方便孕妈妈及时了解自己的体重增速。孕妈妈体重增长越接近标准曲线越好。如果体重增长过快，就要在保证其他营养素摄入的同时减少脂肪含量高的食物。

测量体重最好的时间是清晨空腹，或者是在晚餐后 2 小时，保证每次测量时间大致相同，并且用同一台体重秤。称量时要脱掉外衣，只穿薄薄的内衣，避免造成数值误差过大。

不需要额外增加过多热量

研究证明，怀孕时体重正常的孕妈妈，如果整个孕期体重增加 11~16 千克，胎宝宝最为健康；体重偏轻的孕妈妈需要适当增重；体重超重的妈妈增加 9 千克左右的体重最佳。

孕妈妈此时正处于早孕反应期，胃口不是特别好，这时不用过分注意体重是否增加。孕妈妈体内原来储存的营养完全足够胎宝宝此时的生长所需，孕妈妈只需注意摄入一些基本营养素即可。

在孕早期孕妈妈不需要额外增加过多热量。由于此时胎宝宝对营养的吸收有限，所以体重不宜增加太多，增加 1~2 千克即可。

零食容易导致总热量摄入失衡，即使在孕吐期间，也要控制好零食摄入量，尽量做到营养搭配均衡。孕妈妈应当多吃瘦肉、深绿色蔬菜，这些能够为孕妈妈提供丰富的维生素、矿物质和蛋白质。

孕妈妈要规律地监测体重，孕早期每个月监测一次体重；孕中期和孕晚期，每周都要监测体重

饮食营养规划

进入孕 2 月，孕妈妈会时常感到疲劳、困倦。孕妈妈要稳定情绪，放松身心，顺利度过最初的艰难时刻。这个时候在饮食上可以选择体积小但营养丰富的食物。

补碘关键在孕早期

在怀孕期间，孕妈妈每天需要比平时多补充 110 微克的碘。补碘的关键阶段就是在备孕期与孕早期。

食用碘盐仅可以获取推荐量的 50% 左右，为了满足孕期对碘的需要，建议孕妈妈每周摄入 1~2 次海产品，比如海带、紫菜、裙带菜、贝类、海鱼等。

需要提醒的是，人体对碘的需求量并不大，往往用微克来计算，因此在补充时不宜过量。

蛋白质占比要高

蛋白质是生命与各种生命活动的基础，是构成器官的重要元素。孕早期是胚胎发育的关键期，如果孕妈妈缺乏蛋白质会导致胎宝宝发育迟缓。这一时期蛋白质不仅要充足还要优质。

蛋白质的消化时间比碳水化合物要长。因此，控制体重的孕妈妈要注意多摄入蛋白质。

每天至少摄取 130 克碳水化合物

孕早期有些孕妈妈胃口不好，会呕吐、吃不下东西，缺少主食的摄入会使血液中的酮体蓄积，并积聚于羊水中被胎宝宝吸收，而酮体对胎宝宝的大脑发育会产生不良影响。所以，孕妈妈每天要摄入至少 130 克以上的碳水化合物，应首选富含碳水化合物、易消化的粮谷类食物，比如大米、玉米、小米、薯类、土豆等。

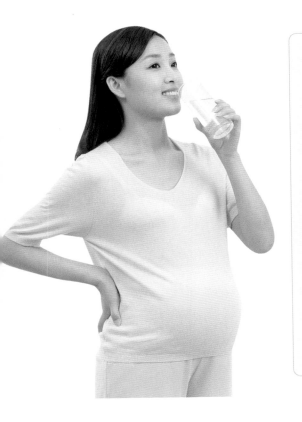

从孕早期就爱上喝水

　　孕妈妈一定要多喝水，并且养成喝水的习惯。喝水可以给身体补充水分，同时提高身体代谢率，还有利于缓解孕吐。孕妈妈每天摄入 1500~1700 毫升水为宜，以促进循环、消化和代谢，并保持皮肤健康。多喝水也可以增加羊水量。孕中晚期，补充水分可以预防便秘。

适量补充维生素 E

　　在孕期应该适当补充维生素 E。临床上将维生素 E 用于预防流产的治疗，补充维生素 E 还有利于胎宝宝的大脑发育。孕妈妈每日补充 14 毫克维生素 E 即可，可以完全从食物中获取。一般孕妈妈饮食结构均衡，不会存在缺乏维生素 E 的问题。如果经检查确实缺乏，可以在医生的指导下服用天然维生素 E 制剂。

日常食物维生素 E 含量

食物	维生素 E 含量 （毫克 /100 克食物）	食物	维生素 E 含量 （毫克 /100 克食物）
豆油	93.08	山核桃	65.55
香油	98.53	核桃	43.21
菜籽油	60.89	榛子	36.43
葵花子油	54.60	葵花子	34.53
芝麻（黑）	50.40	松子	34.48

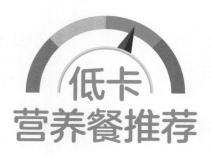

低卡
营养餐推荐

一周饮食推荐

　　孕2月和孕1月一样，体重增长并不明显。孕妈妈饮食主要以富含维生素、矿物质、优质蛋白质的食物为主。当然，叶酸的补充也要继续进行。鱼类、虾、坚果、豆类都要适当增加。伴随体内激素的变化，孕妈妈会出现明显的孕吐，可以试一试下面的一周菜谱，既能缓解孕吐，还能增加营养。

	早餐	午餐	加餐	晚餐	加餐
第一天	牛奶粥、水煮鸡蛋	米饭、西芹炒百合、虾仁豆腐	圣女果	红枣粥、糖醋银耳	低脂牛奶
第二天	生姜橘皮饮、拌黄瓜、包子	米饭、冬笋拌豆芽、鲤鱼木耳汤	猕猴桃	香菇荞麦粥、丝瓜金针菇	柠檬汁
第三天	燕麦糙米糊、南瓜饼	豆腐馅饼、什锦西蓝花、冬瓜汤	开心果	米饭、花生姜汤、洋葱炒牛肉	蔬果汁
第四天	橙汁酸奶、鸡蛋、面包	发糕、西红柿炒山药、三杯鸡	香蕉	米饭、红烧鳝鱼、糖醋莲藕	芝麻糊
第五天	南瓜燕麦粥、鸡蛋、拌豆芽	香菇鸡汤面、炒菜花	全麦面包	花生紫米粥、豌豆炒三丁	牛奶木瓜
第六天	原味豆浆、全麦面包	荞麦凉面、蒜蓉空心菜	甘蔗姜汁	茄汁菜花、凉拌藕片、馒头	梨
第七天	什锦沙拉、面包、酸奶	三鲜馄饨、炒杏鲍菇	酸奶	麻酱拌面、柠檬煎鳕鱼	苹果

菠菜鱼片汤

😊 **原料** 鲫鱼 1 条,菠菜 100 克,葱段、姜片、料酒、盐各适量。

😊 **做法**

1. 鲫鱼治净,切片,加盐、料酒腌 30 分钟。

2. 菠菜择洗干净,切段,用开水焯烫。

3. 油锅烧至五成热,放葱段、姜片炒香,放鱼片略煎,加水煮沸。

4. 小火焖 20 分钟,放入菠菜段,出锅前加盐调味即可。

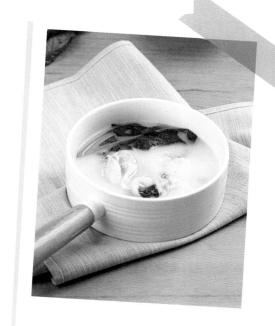

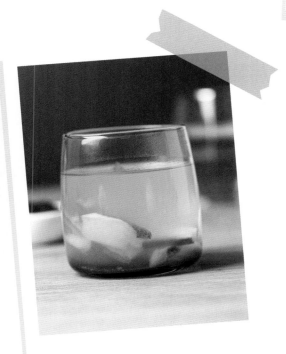

生姜橘皮饮

😊 **原料** 生姜、橘皮各 10 克,红糖适量。

😊 **做法**

1. 生姜洗净,切丝;橘皮洗净,切碎。

2. 生姜丝、橘皮碎加适量红糖,搅拌均匀。

3. 煮成糖水,当作茶饮。

枸杞鸭肝汤

😊 原料 鸭肝 150 克, 胡萝卜半根, 枸杞子、姜片、料酒、盐各适量。

😊 做法

1. 鸭肝、胡萝卜分别洗净, 切片。

2. 鸭肝片加入姜片、料酒, 拌匀腌 10 分钟。

3. 锅中放水煮开, 放鸭肝片、胡萝卜片、枸杞子, 煮至沸腾, 转小火煮 10 分钟, 出锅前加盐调味即可。

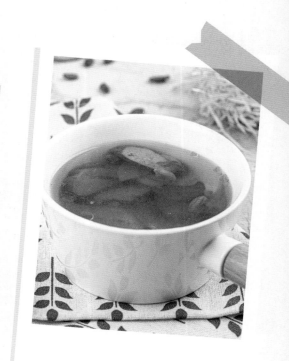

芹菜炒腐竹胡萝卜

😊 原料 芹菜 200 克, 胡萝卜 100 克, 干腐竹 50 克, 盐适量。

😊 做法

1. 芹菜洗净, 去掉菜叶, 放入沸水中焯烫 1 分钟, 捞出切段; 胡萝卜洗净, 切片; 腐竹泡发, 切段。

2. 油锅烧热, 放入芹菜段、胡萝卜片翻炒, 将熟时放入腐竹段翻炒 5 分钟, 放入盐调味即可。

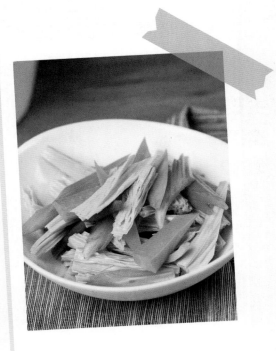

菠菜炒蛋

原料 菠菜 200 克，鸡蛋 2 个，盐适量。

做法

1. 菠菜洗净，切段，入沸水焯烫，沥干；鸡蛋打散，搅拌成蛋液。

2. 锅内倒油烧热，下鸡蛋液翻炒至八成熟，盛出。

3. 锅内留底油，下菠菜段翻炒 2 分钟，再加入鸡蛋，翻炒至熟透。

4. 最后加盐调味即可。

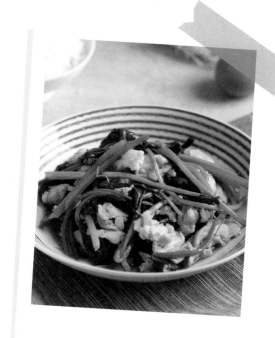

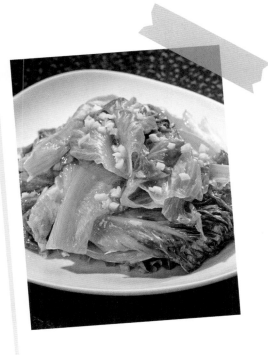

清炒生菜

原料 生菜 200 克，姜末、蒜末、盐各适量。

做法

1. 生菜掰成片，洗净。

2. 锅中放油，放入姜末、蒜末炒香，加入生菜大火翻炒 2 分钟。

3. 出锅前放入盐调味即可。

本月运动安全指导

本月，孕妈妈应该已经确知自己怀孕了。此时胚胎着床还不稳定，不宜进行剧烈运动，可以选择隔天运动一次，每次在 20~30 分钟，同时搭配清淡饮食，少食多餐，补充蛋白质。

有流产迹象的孕妈妈谨慎运动

孕妈妈在运动或平时发现自己下腹有轻微疼痛、有下坠感以及感觉腰酸，如果疼痛不明显，那么问题不大，休息一下就可以缓解。

如果腹痛反反复复，同时伴有阴道少量出血，通常为暗红色或血性白带，可能就是先兆流产，孕妈妈要高度重视，及时就医。这时，孕妈妈要卧床休息。经休息和治疗后，若流血止住及腹痛消失，可以继续妊娠。

孕早期流产常在孕 10 周内出现，导致早期先兆流产的原因很多，其中胚胎发育异常者占 80%，比如胚胎发育不全、仅有羊膜囊而不见胚胎等，这主要是由胚胎染色体异常或孕妈妈生殖系统疾病、内分泌功能异常等因素引起的。

运动可以缓解烦躁

由于受精卵着床后分泌大量的孕激素，孕妈妈原有的激素水平平衡被打破，身体开始重新适应新的激素水平，孕妈妈可能会有莫名的情绪波动，长此以往更容易感觉焦虑、烦躁等，再加上孕早期的孕吐反应，孕妈妈会感到心理压力比较大。

适度运动能够缓解孕妈妈的疲劳、乏力，也可以缓解孕吐带来的情绪困扰。孕妈妈要选择轻柔的运动，运动后可以做全身心的放松，平躺在床上或垫子上，放松自己的额头、脸颊、肩膀、手臂到脚趾，有助于身心平静。

孕妈妈在孕吐反应强烈时不要逼迫自己运动，可以坐下来休息一会儿，也可以置身户外的美景中，去公园散散步，这样不但能起到锻炼效果，还能舒畅心情。

做一些生活运动

孕期前3个月，胎宝宝着床不稳，不宜做大幅度的运动，以免诱发宫缩，导致流产。选择散步、做一些家务等轻微的运动比较合适。不能总是躺在床上，对孕妈妈和胎宝宝都不好。

如果天气良好，要尽可能进行户外运动，孕妈妈可以借此晒晒太阳，补充维生素D，促进钙吸收。户外可以呼吸到更多新鲜空气，对心肺功能有很好的调节作用。空旷的环境和视野，也有助于娱悦精神。

养成散步的习惯

孕早期适合做一些低强度的运动。散步就是一项随时随地都可以进行的运动，孕妈妈既可以在家里来回走一走，也可以到户外散步。如果到户外散步，孕妈妈要注意以下几点。

1. 尽量避免去闹市散步。这些地方空气中汽车尾气含量较高，空气质量不佳。

2. 散步刚开始时将步子放慢一些，散步距离约1千米，每周3次，适应后逐渐增加距离。孕中期的孕妈妈三餐后可以快走20~30分钟，一天可以有1小时的快走时间。孕晚期的孕妈妈，三餐后改为20~30分钟散步。

3. 散步时穿舒适宽松的衣服，孕中晚期最好由家人陪同一起散步，以保证孕妈妈的安全。

4. 散步时应避免坡度陡或台阶较多的地方，以免摔倒。

简单家务也是运动

只要孕妈妈没有身体不适，就可以做一些简单的家务，如擦拭家具、扫地、拖地等。孕妈妈做家务时要量力而行，不可攀高、举重物或者上窗台擦玻璃，避免弯腰干活。

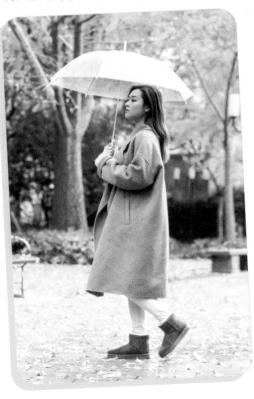

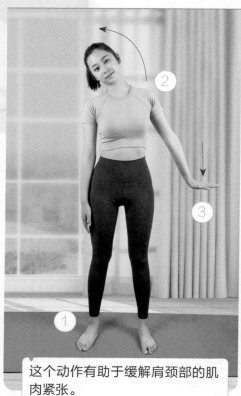

这个动作有助于缓解肩颈部的肌肉紧张。

左右肩拉伸

1. 自然站立，两脚分开与肩同宽。

2. 左手伸平，左手掌向下压，头往右歪，感受肩部和颈部的拉伸感。

3. 保持 20 秒，保持匀速呼吸。换方向，右手掌向下压，头往左歪，保持 20 秒。

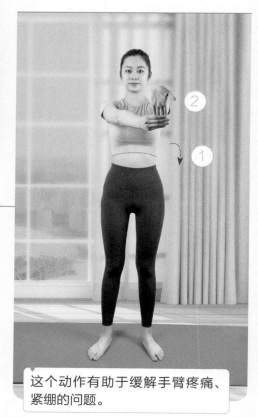

这个动作有助于缓解手臂疼痛、紧绷的问题。

左右前臂前侧拉伸

1. 自然站立，两脚分开与肩同宽，左手向前伸出，手掌向外，手指向下，右手抓住左手手指，保持 20 秒。

2. 换方向，右手向前伸出，手掌向外，手指向下，左手抓住右手手指，保持 20 秒。

注：全书模特仅做示意展示，孕妈妈需要根据实际情况和医嘱进行练习。

左右臂后侧拉伸

1. 身体站直，挺胸。

2. 左臂上举至耳边，肘关节最大幅度折叠。

3. 右手扶在左侧肘关节上，向右后方拉。保持 20 秒。

4. 换方向，做右臂后侧拉伸。

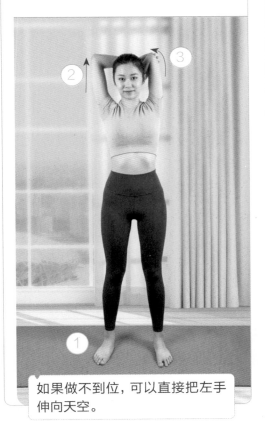

如果做不到位，可以直接把左手伸向天空。

左右肩后侧拉伸

1. 双脚开立与肩同宽。

2. 将左手水平伸向右侧，右手套住左臂肘关节处。

3. 右臂渐渐向后侧用力，同时头转向左侧，与伸出去的手臂方向相反。这个过程躯干保持面向前方，保持 20 秒。

4. 换方向，右肩后侧拉伸。

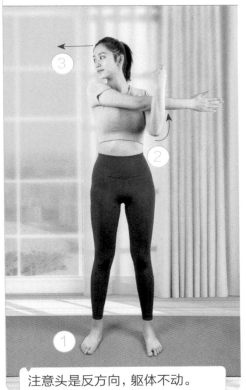

注意头是反方向，躯体不动。

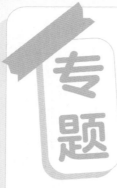

孕妈妈体重增长标准

体重增长是反映孕妈妈营养良好的重要指标，这与胎宝宝出生时的体重、妊娠并发症等密切相关。为了保证胎宝宝正常发育、孕妈妈顺利分娩以及避免各种妊娠并发症的出现，孕妈妈应使孕期体重增长保持在适宜范围内。

孕期没有想象中吃很多

孕期体重过度增加，很多都是由于不恰当的"补"造成的。怀孕不用一味进补，进食量并没有增加很多。孕早期和备孕期一样，并不需要额外增加热量。到了孕中期，比孕早期增加 300 千卡，孕晚期大约增加 450 千卡。

孕早期：每月增重约 0.5 千克，共增加 1~1.5 千克。

孕中期：每周增重约 0.5~0.7 千克，共增加 5.5~6.5 千克。

孕晚期：每周增重约 0.5 千克，共增加 5 千克。

孕期体重长哪了

足月的宝宝：通常是 3~4 千克

扩大的子宫：0.8~0.9 千克

胎盘：0.5~0.7 千克

羊水：0.8~0.9 千克

增大的乳房：0.5 千克

孕妈妈增加的血液和体液：3~3.5 千克

为了哺乳应当储备的脂肪：3~4 千克

如果整个孕期增加 20 千克以上或体重超过 80 千克，都是危险信号。体重超重的女性最好适当减重后再怀孕，还应注意控制每日摄入的总热量。体重过轻的女性，怀孕期间应多增加些体重，请营养师制订适当的增重计划。孕早期体重增加过多的孕妈妈应适当控制体重的增速。体重要符合正常妊娠的生理规律，才有利于母胎健康，有利于优生。

孕前 BMI<18.5，孕期总增重 12.5~18 千克为宜，请参考蓝色曲线。

孕前 BMI18.5~23.9，孕期总增重 11.5~16 千克为宜，请参考绿色曲线。

孕前 BMI ≥ 24，孕期总增重 7~11.5 千克为宜，请参考红色曲线。

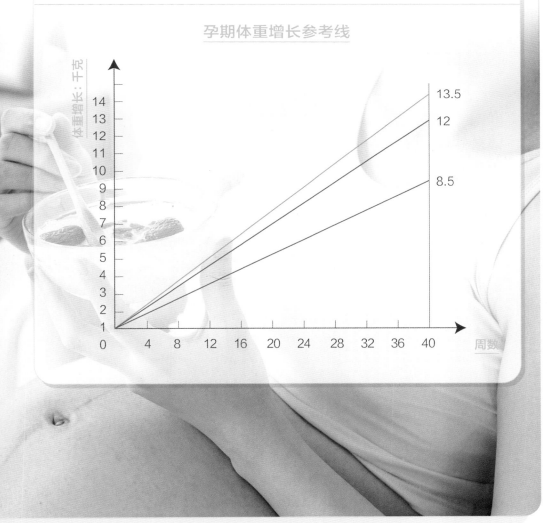

孕期体重增长参考线

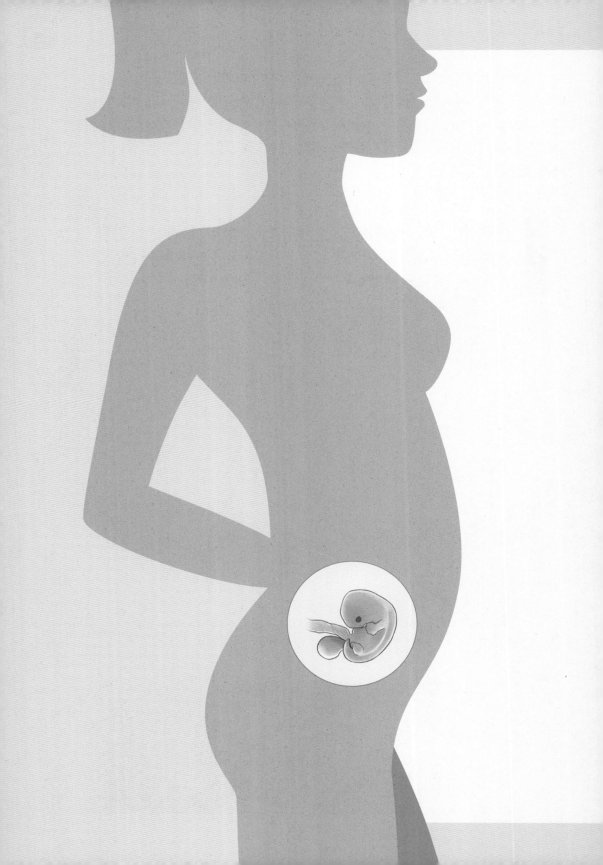

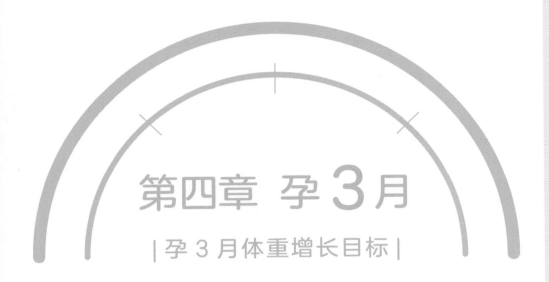

第四章 孕3月

|孕3月体重增长目标|

体重偏轻的孕妈妈本月增长目标：

0.5 千克

体重标准的孕妈妈本月增长目标：

0.5 千克

体重偏重的孕妈妈本月增长目标：

0.4 千克

孕期体重增长知多少

脂肪是人体三大热量来源之一，每克脂肪可提供 9 千卡热量，是构成机体组织、供给必须脂肪酸的重要营养素。孕妈妈控制体重不要拒绝摄入脂肪，建议饮食总热量的 20%~30% 应该来自脂肪。

控制体重不拒绝脂肪

脂肪能促进脂溶性维生素的吸收。脂溶性维生素不溶于水，而溶解于脂类以及有机溶剂中，在脂类被吸收的时候，脂溶性维生素才能被吸收。所以孕妈妈不能为了控制体重不摄入脂肪。孕妈妈膳食脂肪应占总热量的 20%~30%。

脂肪的分类

饱和脂肪酸

存在于奶油、奶酪、棕榈油、椰子油和陆生动物脂肪内。

饱和脂肪酸摄入过多会增加冠心病的发病率，摄入的热量有 10% 来自饱和脂肪酸即可。

单不饱和脂肪酸

存在于玉米油、橄榄油、菜籽油、牛油果、坚果、种子等中。

多不饱和脂肪酸

亚油酸、α‐亚麻酸、花生四烯酸等。

存在于鱼类、植物油中。

提高脑细胞的活性、降低血液黏度，包含人体必需脂肪酸。

反式脂肪酸

主要存在于人造黄油、蛋糕、饼干、蛋黄酱、炸薯条、炸鸡、炸鱼等食物中。

反式脂肪酸对人体的危害很大，会增加动脉粥样硬化的发生率。

ω‐3

由次亚麻油酸衍生，存在于豆油、菜籽油、核桃仁、沙丁鱼、三文鱼中。

ω‐6

由亚麻油酸衍生，存在于橄榄油和葵花籽油中。

孕期正确控制体重的措施

1. 学会释放压力。孕妈妈要学会放松自己，及时释放不开心的情绪，寻找适合自己的情绪出口。当压力比较大和不开心时，做一点自己喜欢的事，或者给自己放个假。

2. 制订属于自己的膳食计划。根据体重增长情况调整膳食，主要是调整脂肪和碳水化合物的摄入量，每日饮水量及钠盐摄入量也要控制，防止身体发胖、水肿。

3. 增加新鲜蔬果。蔬果通常富含膳食纤维素，适量摄入有助于保持大便通畅。

4. 避免晚睡晚起。孕期，规律的生活作息是必需的，即使休息日也不能熬夜。

5. 定期称体重。检查体重增加是否符合孕期规律。早晨起床后将体重数字记录下来，同时，把每天吃的食物种类及数量记录下来，这样可以提示饮食内容，以免摄入过量食物使体重增长过快。

6. 制订每日运动计划。经常做一些运动，既可防止发胖，又可增强体质，有利于控制体重。

体重下降不要盲目增重

体重下降的原因：孕妈妈受孕吐影响，食欲不振；不重视日常的饮食搭配；孕妈妈激素水平改变，影响孕妈妈的胃口，导致体重下降。

孕妈妈要了解自身状况，明白这一时期体重下降的原因。只要胎宝宝的各项指标都在正常范围内，孕妈妈自身状态尚可，就不用太担心。如果体重减轻太多，这时不可以立即进补，最好通过合理饮食逐渐增加体重。

健康增重小方法

1. 适当吃一些营养健康的零食，比如坚果、酸奶。

2. 适当多吃一些主食。

3. 三餐之外适当加餐。

4. 补充肉蛋类。

饮食营养规划

孕妈妈体重合理增长才能保证胎宝宝的健康发育和顺利分娩。孕早期的胎宝宝还很小，对营养需求并不高，所以孕妈妈在饮食上要注重质量。

平衡膳食，饮食多样

没有一种食物可以满足人体对热量和各种营养素的所有需求。不同食物各有各的营养特点，食物多样才能保证孕妈妈营养全面。中国营养学会建议"平均每天摄入12种以上食物，每周25种以上的食物"，这其中应该包括谷薯杂豆类、蔬菜水果类、畜禽鱼蛋奶类、大豆坚果类等食物。食物多样，以谷类为主是健康的饮食标准。

建议摄入的主要食物品类数

食物类别	平均每天种类数	每周至少品种数
谷薯杂豆类	3	5
蔬菜水果类	4	10
畜禽鱼蛋奶类	3	5
大豆坚果类	2	5
合计	12	25

（数据来自《中国居民膳食指南（2022）》）

同类食物巧互换

孕妈妈经常将同类食物互换是保持食物多样性的好方式，这样既能保持对食物的新鲜感，又有利于丰富每天餐桌的食物品类。孕妈妈享受不同食物的色香味，可以打开胃口，缓解孕吐带来的食欲不振。比如面条和粥、馒头互换；鱼与虾、贝等海产品互换；红薯与土豆互换等。

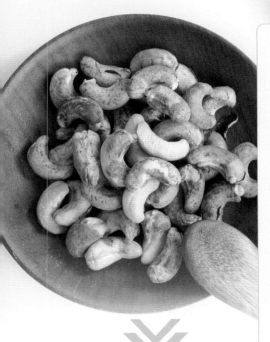

适量多吃坚果

坚果中含有丰富的营养物质，种类繁多，口感香醇，可以在孕妈妈孕吐没胃口时作为小零食食用。坚果中富含蛋白质、维生素 E、B 族维生素、锌、铜等，对健康饮食大有裨益。

坚果主要含不饱和脂肪酸，每天吃一些坚果有助于降低胆固醇水平。不过，坚果热量高，要控制量，否则不利于控制体重。

控制维生素 A 的摄入

孕 11 周起，胎宝宝的皮肤、胃肠道等快速发育。维生素 A 对健康的皮肤、毛发、视力有着重要作用。

此时，胎宝宝自身不能合成维生素 A，需要通过孕妈妈摄取。维生素 A 广泛存在于动物肝脏、蛋黄、瘦肉中。

人体自身也会利用胡萝卜素来制造维生素 A，因此也要摄入富含胡萝卜素的食物，如胡萝卜、南瓜等。

如果孕妈妈饮食均衡，维生素 A 的摄入是足够的。中国营养学会建议，孕早期的准妈妈维生素 A 供给量为每天 700 微克。不建议孕妈妈随意摄入维生素 A 制剂，如果孕妈妈过多地摄入维生素 A，易造成骨折、骨质疏松、胎宝宝畸形。

富含胡萝卜素的食物

食物（100 克）	胡萝卜素含量（微克）
莲藕	9550
西蓝花	7210
胡萝卜	4130
芥蓝	3450
菠菜	2920

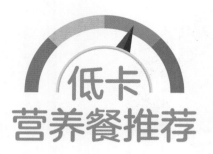

低卡
营养餐推荐

一周饮食推荐

　　孕 3 月是胎宝宝发育关键期，也是早孕反应严重时期，此时饮食需要注重质量，多吃些易消化且清淡的食物。在不加重孕吐、孕妈妈想吃的基础上，可以适当选择富含维生素 E、维生素 A 和铁的食物，如玉米、核桃、鸡蛋、瘦肉、南瓜、胡萝卜等。

	早餐	午餐	加餐	晚餐	加餐
第一天	发糕、水煮鸡蛋、生菜沙拉	米饭、香菇鸡煲、炒茭白	芒果	红枣粥、糖醋银耳、清蒸鱼	木瓜
第二天	芒果西米露、香煎吐司、牛奶	米饭、山药排骨汤、杏鲍菇炒西蓝花	葡萄	牛肉馅饼、上汤娃娃菜	胡萝卜苹果汁
第三天	蔬菜蒸饭、牛奶	肉丝汤面、凉拌黄豆、海带丝、煎三文鱼	南瓜饼	米饭、百合炒肉、菠菜魔芋汤	强化营养饼干
第四天	红薯粥、蒸饺	韭菜盒子、山药蛋黄羹、莴笋肉片	猕猴桃香蕉汁	南瓜包、煎鳕鱼、冬瓜丸子汤	全麦面包
第五天	南瓜小米粥、手卷三明治、煎蛋	米饭、红烧带鱼、糖醋莲藕	巴旦木	米饭、虾仁豆腐、蒜蓉金针菇	蜂蜜茶
第六天	五谷豆浆、鸡蛋蔬菜饼	孜然羊排、鸡蛋玉米羹、清炒白菜	橙子	小米粥、板栗黄焖鸡、鸡蛋卷	黄瓜芹菜汁
第七天	牛奶燕麦核桃粥、西葫芦饼	胡萝卜虾仁馄饨、蜜汁豆干	核桃	大米粥、香菇蒸鸡、豆皮炒青椒	火龙果

红枣羊肉汤

原料 羊肉 500 克，当归 20 克，红枣 5 颗，姜片、葱段、盐、料酒各适量。

做法

1. 当归洗净，切片。

2. 羊肉剔去筋膜，放入沸水锅内焯去血水，洗净，切块。

3. 砂锅中加入适量清水，加入当归片、羊肉块、姜片、葱段、料酒和红枣，用小火煲 3 小时，出锅前加入盐调味即可。

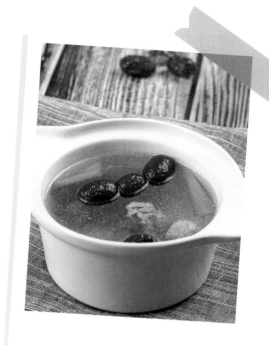

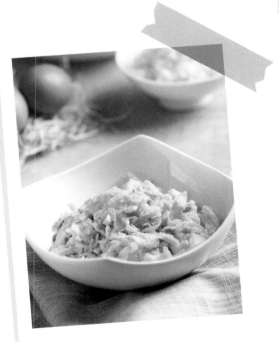

虾皮炒鸡蛋

原料 鸡蛋 2 个，虾皮 10 克，葱花适量。

做法

1. 将鸡蛋打成蛋液，热锅下油，倒入蛋液炒至八成熟。

2. 加入虾皮，炒至虾皮微黄。

3. 出锅前加入葱花翻炒即可。

猪肚白果汤

原料 猪肚 200 克，白果 50 克，姜片、盐适量。

做法

1. 猪肚用盐反复搓洗干净，切块；白果洗净。

2. 锅中放水，将猪肚块和姜片放入，焯 5 分钟，捞出。

3. 猪肚块放入砂锅中，放入适量清水，大火煮开后转小火煲 1 小时。

4. 将白果放入锅中，再煲 30 分钟，出锅前加盐调味即可。

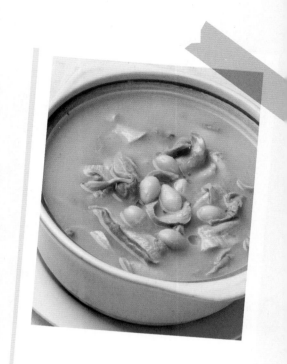

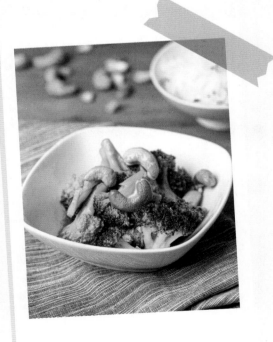

腰果西蓝花

原料 西蓝花 300 克，腰果 50 克，蒜末、盐各适量。

做法

1. 西蓝花洗净，掰成小块，放入沸水中焯烫。

2. 油锅烧热，放入蒜末爆香，再放入西蓝花翻炒。

3. 待西蓝花炒熟后放入腰果，翻炒均匀，出锅前加适量盐即可。

猪蹄海带汤

原料 猪蹄 500 克，干海带 100 克，姜片、白醋、盐各适量。

做法

1. 海带提前泡好，洗净，切丝；猪蹄洗净，切块。

2. 砂锅放适量水，放入猪蹄块、姜片，滴几滴白醋，大火煮沸。

3. 撇掉浮沫，转小火炖 1.5 小时，放入海带丝，再炖 20 分钟，出锅前加盐调味即可。

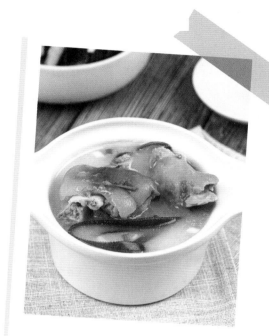

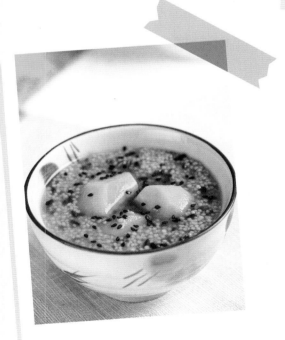

黑芝麻红薯小米粥

原料 小米 50 克，红薯 100 克，红豆、黑芝麻各适量。

做法

1. 小米淘洗干净；红薯洗净，去皮，切块；红豆提前浸泡 2 小时。

2. 锅中加适量水，放入红豆，大火煮沸后放入小米、红薯块、黑芝麻。

3. 中火熬煮 40 分钟至黏稠即可。

本月运动安全指导

孕妈妈还没有度过孕早期的不稳定阶段，胎宝宝仍然是小小的胚胎，胎盘和子宫壁接连还不稳固。所以，本月孕妈妈要以舒缓的放松运动为主，运动幅度和强度不宜太大。

一周做 3~4 次运动

孕期运动的目的是加强身体的柔韧性，促进血液循环。尤其是孕期瑜伽，其锻炼重点主要在肩背、脊椎的活动，增强体力和肌肉张力，以提高身体柔韧度和平衡感。一些简单的瑜伽动作可以有效缓解孕期腰酸背痛，整个孕期都可以适当练习。

孕期运动不是以锻炼肌肉或者减肥为目的，因此，孕妈妈的运动频率不要太高，每次时间也不宜太长，每周 3~4 次，每次运动 20~30 分钟即可。身体比较弱的孕妈妈，为了胎宝宝的安全，可以考虑孕中期再开始运动。即便是身体健康的孕妈妈，孕早期也要注意运动强度，不要感到太疲惫。

由于松弛素和性激素的影响，孕妈妈的韧带会相对松弛，关节连接不稳固，孕妈妈要做好热身运动，避免在运动过程中造成肌肉、关节拉伤。

职场孕妈妈要关注的细节

职场妈妈长时间坐着或站立是无益的，可以每工作 1 小时就起身运动 10 分钟，也可以充分利用工作之便步行走动、午后散步、爬楼梯等，都是不错的运动方式。除了这三种方法之外，还可以借助身边的桌椅、墙面来进行有针对性的锻炼。

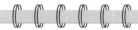

工作小细节

1. 经常晒太阳可预防缺钙。

2. 孕中期之后可以在脚下放一个矮凳。

3. 孕期频繁上厕所是正常的，憋尿不利于身心健康。

4. 抚摸腹部与胎宝宝沟通。

5. 孕期不穿高跟鞋、人字拖。

6. 不要长时间坐或站。

7. 不要长时间待在空调房里。

孕妈妈散步有技巧

散步之后做做脚底按摩

孕妈妈每次散步之后，最好给脚底做做按摩，可以促进身体血液循环、缓解疲劳，同时，有效缓解孕晚期出现的水肿。傍晚散步之后，睡前用热水泡脚，再按摩一下脚底，还能够提高睡眠质量。

孕妈妈白天散步时要穿上合适的运动鞋，做好防晒，最好随身携带饮用水。

快慢结合

一般来说，孕妈妈一天散步30~60分钟为宜。散步时先慢慢地走动热身，然后每慢走10分钟之后，步伐可以稍微加快走1~2分钟。这样循环走步。结束之前慢慢走5分钟，这样既能达到锻炼的目的，又不会太累，也可以锻炼孕妈妈腿部肌肉力量。

散步时，孕妈妈要根据身体状态适当调节速度，这样才能提高散步的效果。当身体疲劳或情绪低落时，要保证充分地休息。

饭后半小时内不宜散步

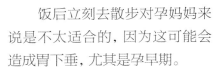

饭后立刻去散步对孕妈妈来说是不太适合的，因为这可能会造成胃下垂，尤其是孕早期。

到了孕中晚期，由于胎宝宝渐渐长大，子宫也因此越胀越大，撑大的子宫会逐渐挤压胃部、肺部等器官。对孕妈妈来说，会觉得饭后消化不良、呼吸不畅，所以不能饭后立刻去散步。但从孕中期开始，孕妈妈最好每天吃完饭休息半小时后，坚持散步，尤其是孕晚期，虽然身体变得笨拙了，要坚持每天运动20分钟，有利于孕妈妈和胎宝宝健康。

散步前后要补充营养和水分

孕妈妈散步之前要补充营养。出门散步前的1小时尽量吃些食物，避免饥饿。空腹散步容易导致头晕、缺氧，是非常危险的。在散步之后，孕妈妈身体容易缺水，尤其是夏季，所以，散步之后稍作休息，要小口小口地喝水，促进身体的新陈代谢，还能缓解疲劳。

孕妇体操

手腕放松

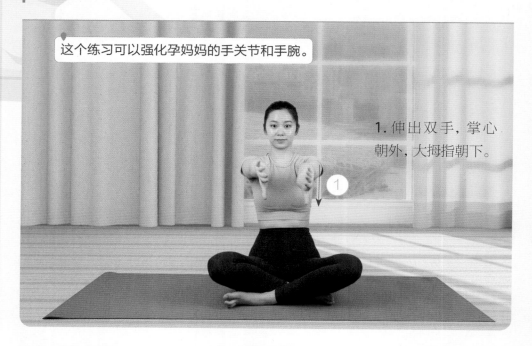

这个练习可以强化孕妈妈的手关节和手腕。

1. 伸出双手，掌心朝外，大拇指朝下。

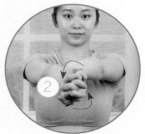

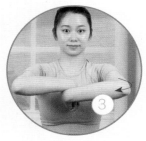

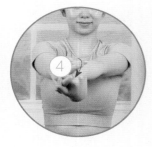

2. 右手在上，左手在下，十指相扣。

3. 弯曲手肘，吸气，由内向外、向前慢慢伸出去，尽量保持背部挺直。

4. 如果练习时，上面那只手伸不直，可以尽量抬高。保持一个呼吸。

呼气，回来。反方向练习。

注：全书模特仅做示意展示，孕妈妈需要根据实际情况和医嘱进行练习。

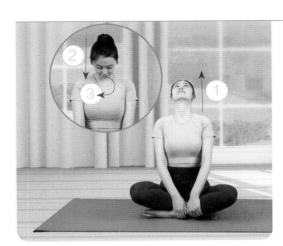

颈部放松

1. 吸气,挺胸,抬下巴,眼睛看着鼻尖。

2. 呼气,下巴顶住锁骨,感觉到脖子后侧的紧绷。重复3次呼吸。

3. 再次吸气时下巴顺时针转圈。

💙 **注意:** 眼睛始终盯着鼻尖方向。

侧腰放松

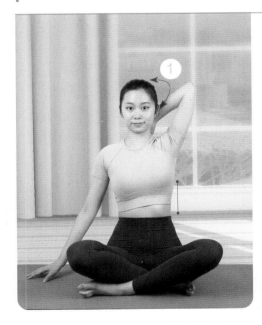

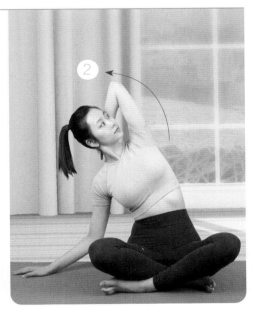

1. 孕妈妈选择舒适的坐姿坐好。吸气,抬起左手,左手掌扶住后脑勺,背部挺直。

2. 呼气,身体慢慢向右倾斜,右手扶地,眼睛向左前看,臀部坐稳,慢慢伸展左侧腰部,保持自然顺畅呼吸。

3. 吸气,慢慢打开手;呼气,放下左手。反方向练习。

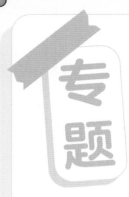

孕期产检时间一览表

每次产检最基本的就是监测孕妈妈的体重增长情况，体重增长的快慢可以评估孕妈妈的身体状况和胎宝宝的生长情况。

第一次产检注意事项

1. 初次产检需要空腹： 产检时会有 B 超检查，需要孕妈妈保持空腹 8~10 小时。孕妈妈可以随身带一些食物和水，做完空腹项目后就及时吃东西，以免发生低血糖。通常孕妈妈会在初次产检时，得到自己所要建档的医院关于产检项目和说明注意事项的孕妇手册。孕妈妈按照孕妇手册的时间按时产检即可。

2. 涉及腹部 B 超检查时，需要孕妈妈提前憋尿： 喝足够的水，这样才能使膀胱充盈，以便检查结果更准确。

3. 穿容易穿脱的衣服： 产检要抽血、取尿、取白带，应尽量穿袖口比较宽、容易往上捋的衣服，衣服应当宽松，方便脱下和穿上。

4. 记好孕前最后一次月经日期： 医生要根据最后一次月经时间确定预产期、确定胎宝宝是否正常。所以孕妈妈不要忘了自己怀孕前最后一次月经的日期。

推测预产期

医学上规定，以末次月经的第一天起计算预产期，整个孕期共为 280 天。明确知道同房日，或者月经周期规律的孕妈妈，预产期推算会更加准确。

月经周期在 28~32 天的孕妈妈，预产期推算从末次月经第 1 天算起，月份减 3（或加 9），天数加 7。如孕妈妈的末次月经第 1 天为 8 月 5 日，那么预产期为：

月份为： 8-3=5，或者 8 月加上 9 个月，是第二年的 5 月份，即 5 月。

日期为： 5+7=12，为 12 日，孕产期为 5 月 12 日。

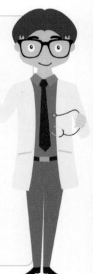

产检频率	产检次数	孕期	常规产检项目	定期/特殊产检项目	备注
每月1次	第1次	孕12周	妊娠情况(妊娠次数、年龄、职业、推算预产期、月经史、手术史、家族史、丈夫健康)/体重/腹围/身高/血压/胎心/宫高/四肢浮肿	尿常规/血液检查/血常规/血型/甲、乙、丙肝抗体/艾滋病抗体/阴道检查/梅毒抗体/肝功能/风疹病毒/弓形虫抗体/巨细胞病毒/心电图/NT检查(颈后透明带扫描11~13+6周)/绒毛活检(检测有没有染色体异常的疾病,非必做)	"建小卡",是在社区卫生服务中心建册,上面有孕期各种注意事项,由孕妈妈自己保管;"建大卡",是在计划分娩的医院建册,上面记录了每次产检的检查结果,由医院保管
每月1次	第2次	孕16周		唐氏综合征筛查(孕14~20周)/羊水穿刺(唐氏筛查结果为高危,35岁以上产妇)	唐筛可能会在第一次检查时进行
每月1次	第3次	孕20周		B超(大排畸,孕18~24周)	
每月1次	第4次	孕24周		血糖筛查(孕24周)	
每2周1次	第5次	孕28周	体重/血压/宫高/腹围/胎心/血常规/尿常规/四肢浮肿情况	—	
每2周1次	第6次	孕30周		—	
每2周1次	第7次	孕32周		B超(小排畸,检查胎宝宝发育情况,孕30~32周)	
每2周1次	第8次	孕34周		—	
每2周1次	第9次	孕36周		胎心监护(正常情况下,从孕36周开始,每周1次)	
每周1次	第10次	孕37周		骨盆检测/B超(胎宝宝大小、胎位、羊水状况,为分娩做准备)/心电图(可入院待产时做)	与医生讨论分娩方式
每周1次	第11次	孕38周			
每周1次	第12次	孕39周			
每周1次	第13次	孕40周			

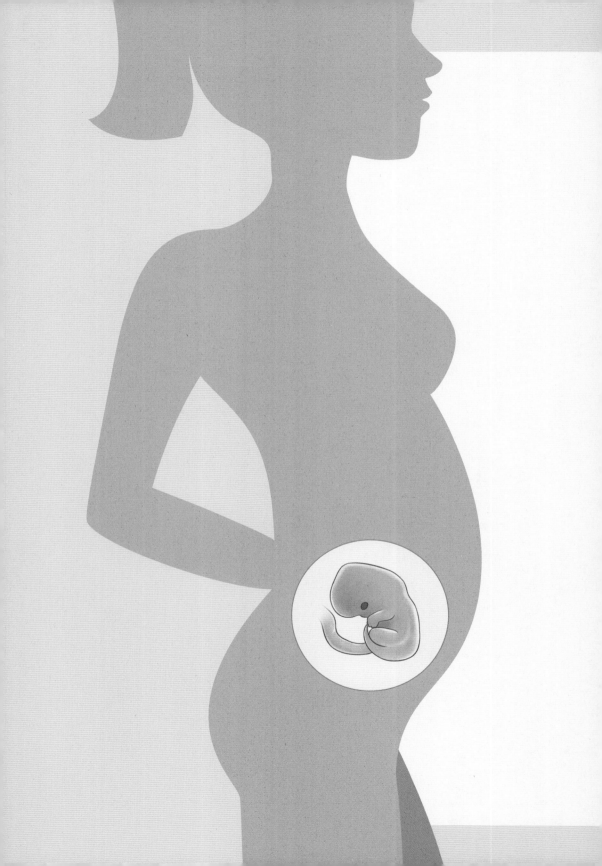

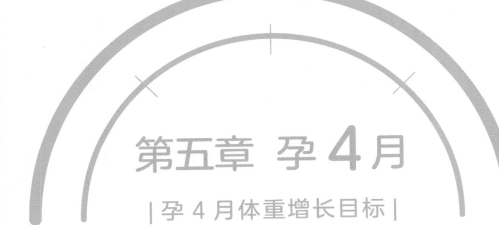

第五章 孕4月

|孕4月体重增长目标|

体重偏轻的
孕妈妈本月增长
目标:

2.0 千克

体重标准的
孕妈妈本月增长
目标:

1.5 千克

体重偏重的
孕妈妈本月增长
目标:

1.2 千克

孕期体重增长知多少

水占人体体重的 60%~70%，补充水分对孕妈妈的重要性是不言而喻的，充足的水分有助于促进新陈代谢、缓解便秘。

孕妈妈每天充足饮水

当失水达到人体 2% 时，身体才会感到口渴。所以，孕妈妈感到口渴了再喝水，已经是身体发出了缺水的明显信号。

正常的尿液是透明的淡黄色或清白色，当身体缺水时，尿液会呈现深黄色，这时孕妈妈要及时补水了。

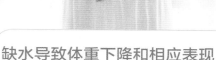

孕妈妈喝水小窍门

1. 孕妈妈白天要保证水的摄入量，不要因担心总是去卫生间而不喝水。正常情况下，孕妈妈每天需饮水 1500~1700 毫升，其中不包括进餐时摄入的汤水等。

2. 孕妈妈补充水分的最好来源是白开水。

3. 饮水方式以少量多次为宜，每次 200 毫升左右。

4. 餐前喝水有助于促消化，餐后不宜立即喝水，否则会冲淡胃液，易造成消化不良。

5. 运动过程中应及时小口补充适量的水。

缺水导致体重下降和相应表现

体重下降（%）	身体表现
1	开始感觉到口渴，并开始出现身体反应
2	口渴，轻度不适，食欲降低，精神压抑
3	口干，尿量减少
4	体能降低 ……
5	精力不集中、烦躁、困乏
6	体温控制失调、过度呼吸
7	导致脱水

控制体重预防妊娠纹

妊娠纹主要由真皮层中的弹性纤维和胶原蛋白的断裂造成的。随着胎宝宝慢慢长大,皮肤弹性纤维以及腹部肌肉开始拉伸,超过一定限度时,纤维就开始断裂,皮肤表现为长短不一、大小不同的妊娠纹。预防妊娠纹从备孕期就应该开始。

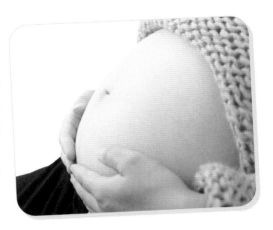

饮食攻略

研究表明,血液中的维生素C降低会增加妊娠纹的概率。这是因为维生素C有助于合成胶原蛋白。

适当补充维生素C、蛋白质,可以降低长妊娠纹的概率,同时避免摄取过多的甜食和油炸食品。

运动攻略

孕妈妈要适当运动,控制体重。运动可加速血液循环,使皮肤充满弹性,有助于预防妊娠纹,还能控制孕期体重的增长。

孕期体重保持渐进式增加,从孕中期开始,每个月体重增加不宜超过2千克。

生活攻略

出门时要做好防晒工作。

注意肌肤保湿,增加皮肤的弹性,可有效减少妊娠纹的出现。

按摩有助于预防妊娠纹。建议从孕3月到分娩后半年内坚持用孕期专用精油、防妊娠纹霜按摩。

腹部: 由肚脐开始,顺时针画圆按摩,呈由内向外螺旋状。

乳房: 用指腹由下向上、由外向内,轻轻打圈按摩。

大腿: 从膝盖开始,向大腿根部位由下往上进行按摩。

臀部: 双手置于臀部下,用手腕力量从下向上、由内至外轻轻按摩。

饮食营养规划

进入孕 4 月，胎宝宝发育需要充足的营养，孕妈妈因为早孕反应减小，胃口也开了，此时正是补充营养的好时机。

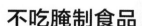

不吃腌制食品

腌制食品通常含有大量的盐，导致钠盐超标，增加孕妈妈患妊娠期高血压的风险，而且孕妈妈这时容易水肿，饮食不宜太咸。腌制食品还含有亚硝酸盐，孕妈妈摄入一定量后会使血液中血红蛋白输氧功能降低，对胎宝宝是非常不利的，因此应避免摄入咸菜、罐头、灌肠类食物。

少吃油条

孕妈妈不宜多吃油条。油条在制作过程中为了使其发泡、蓬松，会加入明矾。明矾中含有铝，如果孕妈妈长期大量食用，会对胎宝宝造成不良影响。且油条属于高热量、高脂肪、低营养的食物，容易使孕妈妈体重超标。

每天多摄入 200 千卡的热量

进入孕 13 周后，孕妈妈的早孕反应逐渐消失，食欲大增，胎宝宝此时正在迅速生长，需要更多的营养物质。这个时期，孕妈妈应提高关键营养素的摄入量。

孕妈妈的基础代谢率逐渐增高，到孕晚期可增加 15%~20%。为满足孕期的热量需求，孕妈妈要在非孕基础上每天多摄入 200 千卡的热量。

孕妈妈每天要增加蛋白质 15 克、钙 200 毫克、铁 4 毫克。同样重量的鱼类和畜禽类相比，可以提供同样的优质蛋白质，但鱼类所含的脂肪和热量更少。因此，对于需要控制体重的孕妈妈，可以多食用鱼类来补充蛋白质。

孕中期补钙很重要

孕妈妈应该从孕中期开始补钙。

孕早期，孕妈妈对钙的需求量与正常人一样，不需要特别补钙。

到了孕中期，孕妈妈每天钙的需求量逐渐增长为1000毫克，孕晚期为1200毫克。

孕晚期，胎宝宝骨骼钙化速度加快、进入快速生长发育阶段，而且在整个发育过程中，胎宝宝体内的钙储备中有80%是在孕晚期积累的。所以孕妈妈的钙摄入必须要充足，有时可能需要补充钙剂。

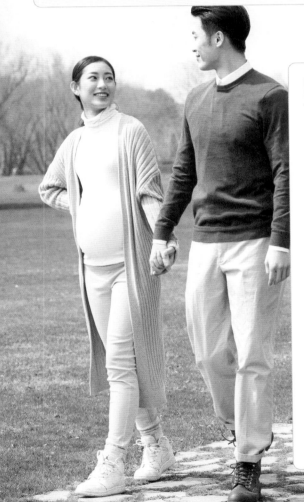

晒晒太阳补充维生素D

维生素D能够促进身体对钙的吸收，而且对免疫系统功能有调节作用。富含维生素D的食物来源很少，一般海鱼如三文鱼、沙丁鱼中含量相对较高，而蔬菜、水果等植物性食物中含量很少。

晒太阳能够帮助人体获得维生素D。研究发现，在高纬度地区以及阳光照射不足的地区人群缺乏维生素D的比例较高。

中国营养学会规定孕妇和乳母每天维生素D摄入量为10微克。只要时间、天气允许，孕妈妈应多到户外晒晒太阳。

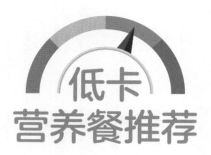

低卡

营养餐推荐

一周饮食推荐

　　孕妈妈需要科学、合理补充全面的营养，以保证胎宝宝大脑、心脏、骨骼、肌肉等快速发育。充足的蛋白质和维生素、锌、钙等是孕妈妈营养补充重点。

	早餐	午餐	加餐	晚餐	加餐
第一天	蔬菜小米粥、三鲜包子、鸡蛋	米饭、彩椒炒玉米、小米蒸排骨	开心果	二米粥、炒西葫芦、孜然鱿鱼	葡萄柚
第二天	芝麻烧饼、豆浆、小黄瓜	青菜面、焖牛肉、拌香椿	木瓜	什锦果汁饭、醋熘白菜	强化营养饼干
第三天	玉米粥、包子	米饭、菠菜炒鸡蛋、拌猪肝	杏仁	冬瓜虾仁汤、牛肉饼	牛奶
第四天	黑米粥、鸡蛋、小葱拌豆腐	烙饼、荠菜干贝汤、拌时蔬	苹果	米饭、鲜蔬小炒肉、百合汤	全麦面包
第五天	牛奶、全麦面包、拌西红柿	米饭、松仁玉米、清炒菜花	核桃	西红柿鸡蛋汤、茴香盒子、彩椒牛柳	蔬菜汁
第六天	红薯小米粥、鸡蛋、菜包子	五谷饭、红烧鲤鱼、凉拌黄瓜	苹果胡萝卜汁	南瓜粥、木耳黄瓜炒肉、拌土豆丝	猕猴桃
第七天	豆浆、牛肉包子	馒头、银耳花生汤、肉末炒青菜	麦麸饼干	米饭、煎鳕鱼、排骨玉米汤	酸奶

土豆炖牛肉

原料 牛肉 200 克，土豆 150 克，料酒、酱油、盐、葱丝、姜片各适量。

做法

1. 牛肉洗净，切块，下锅焯烫 2 分钟；土豆去皮，洗净，切小块。

2. 油锅烧热，放入牛肉块翻炒，加入料酒、酱油，放入土豆块翻炒 2 分钟。

3. 锅中加入适量清水，放入姜片、葱丝，大火煮沸，转小火慢炖 50 分钟，最后加盐调味即可。

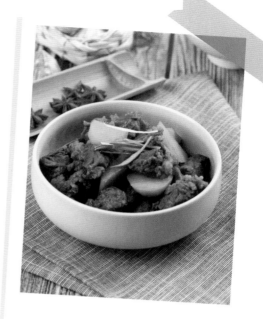

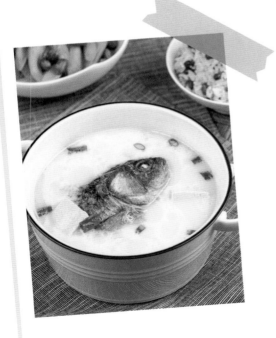

鲫鱼豆腐汤

原料 豆腐 200 克，鲫鱼 1 条，姜片、葱花、料酒、盐各适量。

做法

1. 鲫鱼治净；豆腐洗净，切小块。

2. 油锅烧热，放入鲫鱼煎至两面金黄。

3. 锅中放入适量水、料酒、豆腐块、葱花、姜片，大火烧开后转中火炖 25 分钟，出锅前加适量盐调味即可。

瘦孕真的很容易

冬瓜虾仁汤

😊 **原料** 虾仁 100 克, 冬瓜 200 克, 姜片、盐各适量。

😊 **做法**

1. 冬瓜洗净, 去皮切片。

2. 油锅烧热, 放入姜片爆香, 倒入冬瓜片翻炒, 加适量水, 炖至冬瓜偏软。

3. 放入虾仁再炖 10 分钟, 出锅前加适量盐即可。

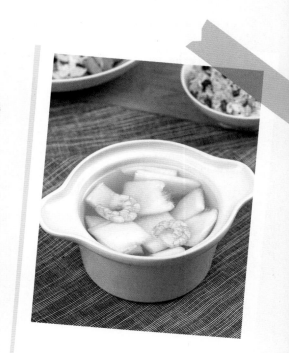

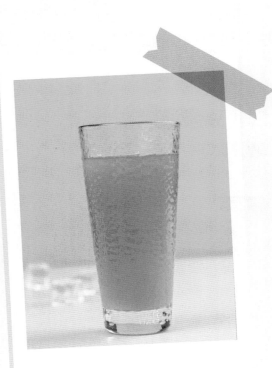

蜜柚汁

😊 **原料** 蜜柚半个。

😊 **做法**

1. 蜜柚去皮, 剥取柚子肉。

2. 将柚子肉放入榨汁机中榨成汁即可。

红枣鸭腿汤

原料 鸭腿 1 个，红枣、姜片、葱花、盐各适量。

做法

1. 鸭腿洗净，入水焯烫，撇去浮沫，用温水洗净。

2. 锅中放适量清水，放入姜片、葱花、红枣，大火煮沸后放入鸭腿，转小火炖煮 1 小时。

3. 出锅前加入盐调味即可。

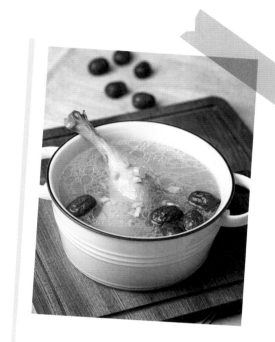

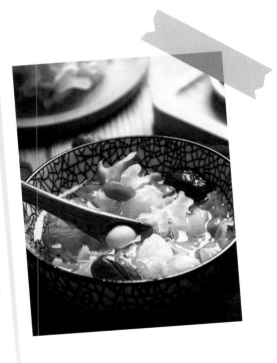

莲子银耳羹

原料 莲子 50 克，干银耳 5 克，红枣、枸杞子、蜂蜜各适量。

做法

1. 莲子洗净，清水浸泡 1 小时；银耳洗净，泡发，撕成小片。

2. 锅中水烧开，放入莲子、红枣，煮熟后放入银耳、枸杞子煮 10 分钟，放入适量蜂蜜调味即可。

本月运动安全指导

孕 4 月，孕妈妈的小腹已经微微凸起。此时孕妈妈早孕反应减轻，开始步入舒适的孕中期，孕妈妈感觉自己又恢复了活力。这个时候可以适当加大运动量，进行力所能及的锻炼。

外出旅游要注意

进入孕 4 月，孕妈妈可以外出旅行了。在孕 18~28 周，孕妈妈精神状态较好，胎宝宝也基本稳定了，外出旅行或出差相对比较安全。外出旅行不仅可以娱悦心情，孕妈妈到处走一走也有助于控制体重。不过考虑到孕妈妈的情况，出行时还是需要小心一些。

孕妈妈出游前要咨询医生身体是否适合外出，并做好相应的准备。提前做好出行或者旅行计划。不管是因为工作安排还是游玩计划，孕妈妈在外出旅行前，都应告诉准爸爸，并和准爸爸一起制订出行计划。

在出行交通工具方面，如果是短途坐汽车出游，要系好安全带，注意不要勒在腹部。宜选择离家较近的景点。

如果是长途旅行最好选择快捷的高铁或者飞机。旅行过程要避免长途跋涉、冲浪划水等刺激性游戏，行程不宜紧凑。

一般航空公司对孕 8 月以内的健康孕妈妈乘机没有限制。怀孕超过 32 周的孕妈妈乘坐飞机要办理乘机医疗许可证明。选择座位时尽量在靠近窗口或者过道等比较方便的位置。在旅途中，如果感到不适，孕妈妈要及时请求帮助。

孕妈妈出游必备品

应该准备宽松舒适、方便替换的衣服以及海绵枕头或软垫，孕妈妈可以在乘坐飞机、火车、汽车时靠着休息。

若目的地温度较高，要准备好帽子、防晒霜等。

孕妈妈容易饿，外出时可能无法及时找到餐馆，因此在旅行中常备一些小零食，以备不时之需，如坚果、水果、奶酪等营养又好吃的食物。同时，水也是必不可少的。

备一些常用药品以及随身携带孕期保健卡、检查手册。

孕妈妈游泳好处多

随着孕期增加，胎宝宝长大，需要孕妈妈用腰肌和背肌支撑子宫。时间一长，孕妈妈就会腰酸背痛。当孕妈妈游泳的时候，在水的浮力作用下，子宫对腰背的负担会降低，腰酸症状可以得到缓解。游泳还可以预防孕妈妈腿脚浮肿和静脉曲张。

游泳是一项消耗体力的有氧运动。通过游泳，孕妈妈可以消耗掉过剩的热量，同时提高肺活量。

孕期游泳注意事项

如果孕前没有游泳习惯，建议不要选择游泳。

游泳的水温应在29~31℃。

选择比较浅的水池，在水中行走、划水、抬腿时，动作要轻柔。

注意泳池水的卫生状况，避免发生妇科炎症。

注意防滑，及时补充水分，不要过于疲劳。

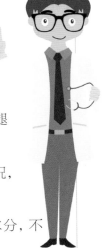

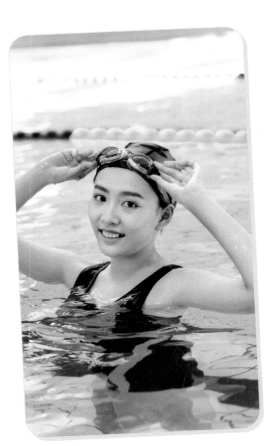

游泳是一种需要全身肌肉相配合的运动项目，可以改善血液循环，增强孕妈妈的体质，还能放松身心、缓解压力和紧张，有助于改善失眠，对胎宝宝的生长发育也有很多积极影响。

如果是到露天的浴场游泳，还可以晒太阳，阳光中的紫外线可以促进皮下的脱氢胆固醇转变成为对胎宝宝的骨骼发育非常有好处的维生素 D_3。但要注意防晒。

游泳可以伸展四肢、增强体能和肌肉力量、强化骨骼，可以保持健美的身形，从而降低产后恢复的难度。

瘦孕真的很容易

孕妇体操

直立前屈式

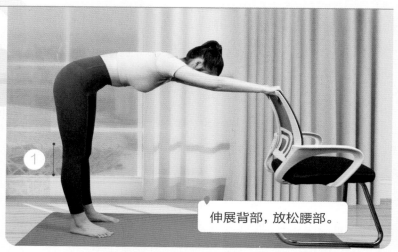

1. 身体放松,双手放在椅子上,伸直膝盖。

伸展背部,放松腰部。

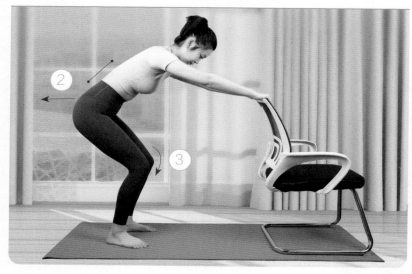

2. 呼气时,将臀部慢慢向后推,可以调整腿的距离,把臀部向后拉,使背部打直,稍稍将尾骨内卷。

3. 深深呼气,呼气时屈膝,加大伸展的幅度。

4. 慢慢吸气,伸直腿,恢复原位。

注:全书模特仅做示意展示,孕妈妈需要根据实际情况和医嘱进行练习。

三角伸展式

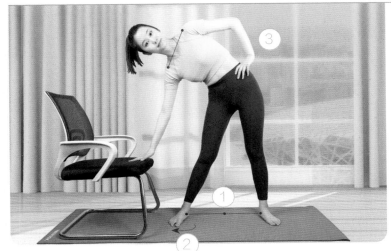

1. 双腿分开两倍肩宽。

2. 右脚向外90度。

3. 左脚向内30度。

4. 轻轻吸气, 呼气时将身体倒向右侧, 右手扶住椅子。

5. 吸气, 抬起左手臂向上, 尽量伸直双腿。

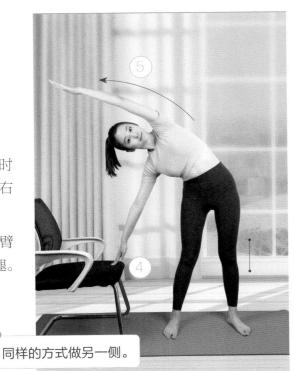

同样的方式做另一侧。

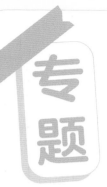

职场孕妈妈工作建议

职场孕妈妈在上班期间不仅要保证自己和胎宝宝的健康，还要处理好工作和休息的关系。

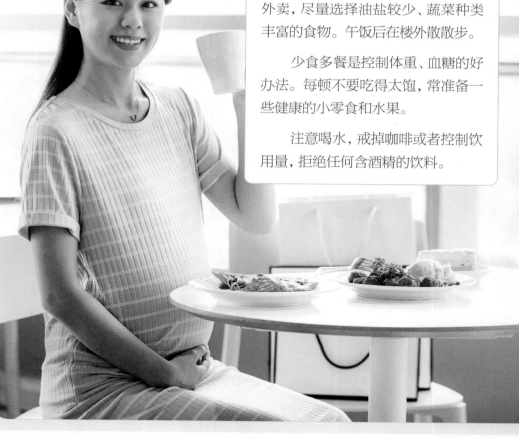

健康调整

办公桌上放一些绿色植物。工作间隙，看看绿色植物，能缓解视疲劳，为大脑解压。

每隔1小时，休息5~10分钟。

孕妈妈可以自带餐食。如果点外卖，尽量选择油盐较少、蔬菜种类丰富的食物。午饭后在楼外散散步。

少食多餐是控制体重、血糖的好办法。每顿不要吃得太饱，常准备一些健康的小零食和水果。

注意喝水，戒掉咖啡或者控制饮用量，拒绝任何含酒精的饮料。

工作调整

自己的工作尽量自己做。如果孕期工作任务比较重，孕妈妈完成工作时感觉到疲惫，可以提前与领导协商，是否能调整工作量，或者采取灵活的办公方式，如有的工作能否带回家做，或者能否从其他团队抽调人员，协助完成工作等。

当重新制订工作内容和计划时，孕妈妈就尽量自己完成，避免给同事增加负担。这也是对同事和工作本身的尊重。

控制好"职场情绪"。如果孕妈妈在上班过程中遇到一些焦头烂额的事情，很容易心情烦躁，要调整好工作节奏。

生活调整

避免烫染头发、染指甲，避免穿高跟鞋，也要避免直接穿拖鞋上班。可以化淡妆，但不要使用美白产品。孕妈妈可以买一套成分简单的孕妇护肤品。

提前取下婚戒。在孕期，孕妈妈容易水肿，手指间的婚戒也会越来越紧。

不要趴睡，趴睡容易加重孕妈妈下肢浮肿的情况。

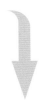

运动调整

眼睛： 定时远眺，促使眼部放松、睫状肌松弛，减轻视疲劳。用拇指按压太阳穴，然后用弯屈的食指第二节内侧面轻刮眼眶一圈。

胸部： 坐直身体，拇指向上，双臂由胸前向两侧打开，做扩胸运动。在墙沿处，右手掌和前臂贴墙，右腿向前呈弓步，左腿伸直，下肢保持不动，身体向左转。

腿后侧： 坐在椅子前端，右脚伸直，脚跟着地，脚尖上勾。保持上身直立并慢慢前压，保持 20 秒，可拉伸右脚和腿部后侧肌肉。动作重复 3 次，然后换左腿重复相同动作。

腿前侧： 左手放在桌子上，保持身体平衡。左脚单腿站立，右脚尽量向后抬至臀部。右手抓住右脚踝，保持 20 秒，重复 3 次，然后换另一侧，重复相同动作。

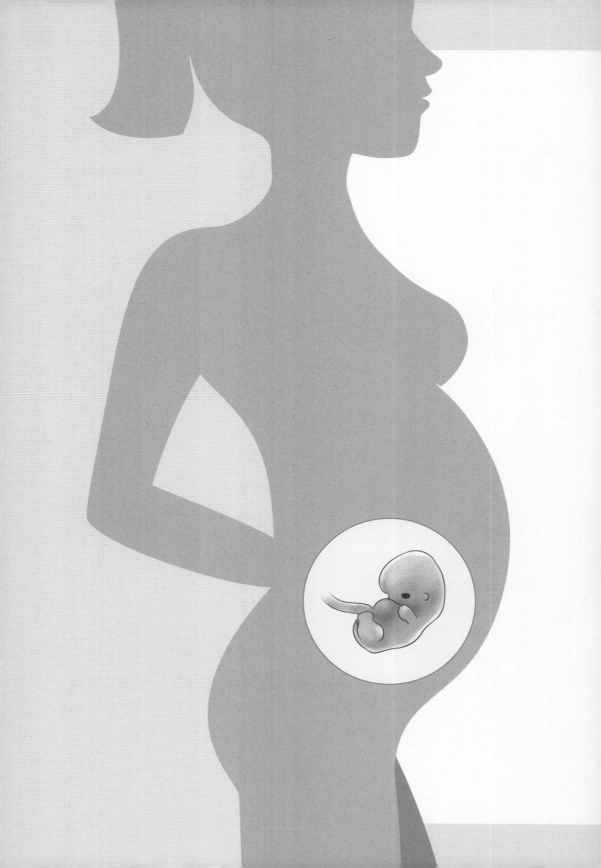

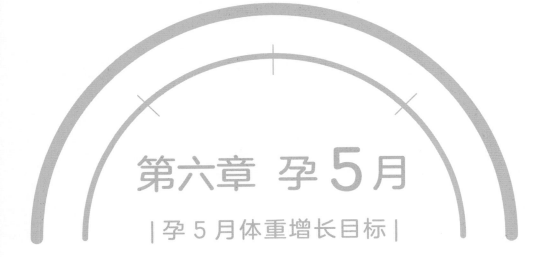

第六章 孕5月

|孕5月体重增长目标|

体重偏轻的孕妈妈本月增长目标:

2.0 千克

体重标准的孕妈妈本月增长目标:

1.5 千克

体重偏重的孕妈妈本月增长目标:

1.2 千克

孕期体重知多少

孕妈妈在孕期体重的增长情况与个人体质和怀孕前的体重有关。体重变化情况反映孕妈妈和胎宝宝的身体健康情况。

孕妈妈体重事关宝宝健康

孕妈妈体重明显增长一般从孕中期开始，孕晚期体重增长尤其迅速。整个孕期，孕妈妈的体重应是逐渐稳步增加，而不是突然猛增。

如果在孕期出现体重猛增的情况，要引起重视，可以适当控制饮食，并多做一些适合的运动。

孕妈妈体重异常的表现

某个月体重增长超过 3.2 千克。

孕中期或孕晚期，任何一个月体重增长不足 0.2 千克。

连续 2 周称体重没有发生变化。

孕中期，体重在 1 周内增长超过 1.4 千克。

孕晚期，体重在一周内增长超过 0.9 千克。

孕周	胎宝宝身长（厘米）	胎宝宝体重（克）	孕妈妈体重增加
孕 8 周	2	1	每月增加 0.5 千克左右。孕 2 月、孕 3 月可能会因为早孕反应，体重降低，属于正常现象
孕 12 周	6.5	16	
孕 16 周	12	150	每月增加 1.5~1.8 千克
孕 20 周	20	280	
孕 24 周	25	500	
孕 28 周	26	1200	
孕 32 周	45	2000	每周增加 0.5 千克左右、每个月增加 2 千克左右，3 个月期间体重共增加 6 千克
孕 36 周	51	2800	
孕 40 周	53.2	3200~3400	

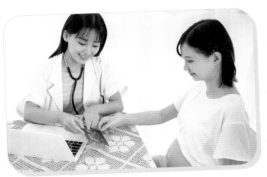

妊娠期高血压也与孕妈妈的心理变化和所处环境有关。孕妈妈精神压力过大，长期过度紧张，都容易造成妊娠期高血压。

孕妈妈缺钙、营养不良、家族有慢性高血压病史、体形偏胖也会引起妊娠期高血压。

运动预防妊娠期高血压

孕妈妈在妊娠20周到产后2周，容易出现妊娠期高血压，这是一种妊娠状态和血压升高同时存在的疾病。每一次产检，孕妈妈都要注意血压状况，如果血压≥140/90毫米汞柱，就要查看尿常规中尿蛋白是否正常，并及时咨询医生。

大量研究表明，肥胖、孕期体重增加过多和妊娠期糖尿病是导致妊娠期高血压的危险因素。同时，这三个危险因素也会增加生产巨大儿的风险。

妊娠期高血压是怎么引起的

在孕期，孕妈妈的血液要分一部分供应给宝宝，孕妈妈血容量增加，如果血管张力不够，就容易血压升高。

胎宝宝生长过程需要的养分越来越多，妈妈心脏需要跳动泵血的程度也越来越大，如果孕妈妈过去没有良好的运动习惯，让身体适应不同的血压变化，那么怀孕过程中的血压变化就有可能会导致妊娠期高血压。

运动能增强血管弹性

通过运动可增强血管弹性，让身体有好的"血流动力学变化"（指心跳改变的速度、血管张力反应、器官充血的速度），从而帮助缓解孕妈妈的身体压力。

通过适当的拉伸运动和肌肉耐力训练，配合中等强度的有氧运动，可以使孕妈妈的身体达到良好的状态。

妊娠期高血压的高危人群

1. 第一次怀孕的女性，尤其是年龄小于20岁，或大于40岁。

2. 怀双胎或多胎的女性。

3. 有家族病史、遗传因素的女性。

4. 有心血管性疾病、肾病及糖脂代谢异常的女性。

5. 超重或营养不良的女性。

6. 饮食过咸的女性。

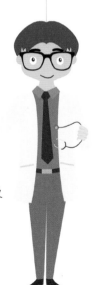

饮食营养规划

孕妈妈的肚子越来越大，"孕味"十足。孕中期孕妈妈体重增长快，要有意识地控制高糖、高热量的食物摄入，注意均衡饮食。

破解胃烧灼

多吃富含蛋白质的食物，其中富含花生四烯酸的食物能有效抑制胃酸的分泌。

有胃烧灼症状的孕妈妈饭后喝一小杯水，稀释胃酸，缓解不适。

饭后不要立即卧床，保持直立姿势，借助重力能够预防胃液回流。

少食多餐，使胃部不要过度膨胀。

躺卧时，保持左侧卧位。

聪明的 DHA

孕中期是胎宝宝大脑发育的黄金期，也是胎宝宝中枢神经元分裂和成熟最快的时期，孕妈妈要多吃一些补脑的食物，促进胎宝宝大脑和视网膜发育。

孕妈妈每天摄入 DHA 不低于 200 毫克。每周吃 200~300 克鱼一般可以达到要求。平时多吃些坚果、深海鱼等。

多吃富含膳食纤维的食物

膳食纤维有助于促进消化，增强肠蠕动，增加饱腹感，预防过度饮食、体重增加。富含膳食纤维的食物可以降低血清胆固醇水平、降血压、预防冠心病。

孕期应适当多食用水果、蔬菜、全谷物等高纤食物。比如孕妈妈每天摄入蔬菜 500 克，就可以满足身体对膳食纤维的大部分需求。

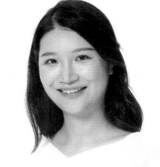

注意烹调方式

烹调方法对食物中的营养会产生影响，也会影响孕妈妈的血糖、血压水平。

水煮时间过长，蔬菜中的一些水溶性维生素，如维生素B_1、维生素B_2和维生素C等会流失。

急火快炒对B族维生素保留较为有利，如猪肉急火快炒，维生素B_1损失仅为13%。

孕中期一天饮食量

胎宝宝生长迅速，使孕妈妈的肚子看起来更加圆润了。进入孕中期，孕妈妈对各种营养素的需求也越来越多，做好每天的膳食搭配很重要

孕中期一天的饮食量

不过量：
烹调油25克，盐不超过5克。

少而精：
奶类及奶制品300~500克，大豆类20克，坚果10克。

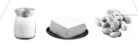

适量层：
鱼畜禽蛋类（含动物内脏）150~200克。

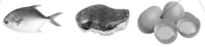

足量层：
蔬菜类400~500克，其中新鲜绿叶蔬菜或红黄色等有色蔬菜占2/3以上。水果200~300克。

基础层：
全谷物和杂豆75~100克，薯类75克。饮用水1700毫升。

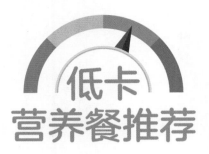

低卡营养餐推荐

一周饮食推荐

进入孕 5 月,孕妈妈会感到自己变得笨重,容易感到饥饿。很多孕妈妈在这个月体重增长会超过标准值,因此,在饮食上要注意控制含糖量、含盐量高的食物,预防体重超重和水肿。

	早餐	午餐	加餐	晚餐	加餐
第一天	香菇红枣粥、鸡蛋、豆沙包	什锦饭、芋头排骨、荷塘小炒	橙子	香菇蛋花粥、土豆饼、莴笋炒山药	麦麸饼干
第二天	牛奶、鸡蛋、全麦面包	米饭、牛腩煲饭、莴笋炒口蘑	火龙果	西红柿菠菜鸡蛋面、拌金针菇	芒果
第三天	燕麦山药粥、素菜包、鸡蛋	米饭、西红柿巴沙鱼、炒茭白	牛奶	南瓜粥、百合炒牛肉、时蔬蛋饼	橙汁酸奶
第四天	香蕉酸奶、全麦面包	阳春面、西红柿炒鸡蛋、杏鲍菇炒西蓝花	巴旦木	黑豆饭、时蔬鱼丸、麻婆豆腐	苹果
第五天	黑豆豆浆、酱肉包	米饭、煎豆腐、豌豆炒虾仁	核桃	牛奶花卷、三丁豆腐羹、时蔬拌木耳	西瓜汁
第六天	红豆西米露、牛肉蒸饺	什锦香菇饭、香煎三文鱼、炒芹菜	香蕉	海带焖饭、土豆烧鸡、芦笋口蘑汤	南瓜饼
第七天	牛奶、手卷三明治、煎蛋	荞麦面、红焖羊肉、蔬菜沙拉	榛子	虾仁馄饨、香煎豆干	木瓜牛奶羹

黑豆豆浆

原料 黑豆、黄豆各20克，白糖适量。

做法

1. 黑豆、黄豆洗净，放豆浆机中，加适量水到水位线。

2. 选择"豆浆"键打制豆浆。

3. 可以根据个人口味加适量白糖。

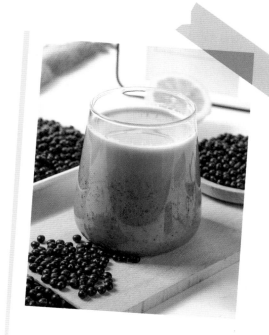

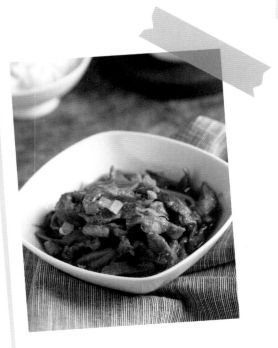

胡萝卜牛肉丝

原料 牛肉 150 克，胡萝卜 100 克，酱油、盐、水淀粉、葱花、姜末各适量。

做法

1. 牛肉洗净，切丝，放入葱花、姜末、水淀粉和酱油腌 30 分钟。

2. 胡萝卜洗净，去皮，切丝。

3. 锅中倒油，将牛肉丝入锅炒熟，盛出。

4. 锅留底油烧热，放入胡萝卜丝炒熟，再放入牛肉丝一起炒匀，加盐调味即可。

清蒸鲈鱼

😋**原料** 鲈鱼 1 条, 葱丝、姜片、红椒丝蒸鱼豉油、盐、料酒各适量。

😋**做法**

1. 鲈鱼治净, 身上打花刀, 放入盘中, 放入适量葱丝、姜片、盐、料酒, 上锅蒸 8 分钟。

2. 蒸好的鱼去除姜片和葱丝, 并把盘内的汤汁倒掉。

3. 鱼身重新撒上葱丝、红椒丝, 浇上 1 勺烧热的油, 再浇上蒸鱼豉油即可。

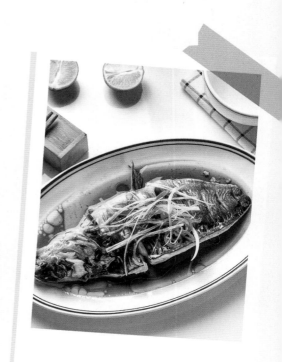

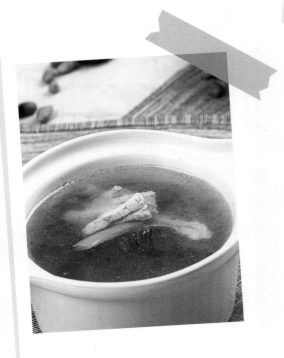

板栗花生瘦肉汤

😋**原料** 板栗 100 克, 猪瘦肉 200 克, 花生米、葱段、姜末、盐各适量。

😋**做法**

1. 板栗去外壳; 猪瘦肉洗净, 切片。

2. 油锅烧热, 放入姜末爆香, 再放入瘦肉片翻炒。

3. 锅中加入适量清水, 放入板栗、花生米、葱段大火煮开, 撇去浮沫, 转小火再煲 1 小时, 出锅前加盐调味即可。

白萝卜炖排骨

😊 **原料** 排骨300克，白萝卜200克，料酒、虾皮、姜片、盐、生抽、香菜碎各适量。

😊 **做法**

1. 白萝卜洗净，切块；排骨洗净，入沸水焯烫。

2. 油锅烧热，放入姜片爆香，倒入排骨翻炒，加适量生抽、料酒调味。

3. 锅中放适量水，大火烧开，转小火炖至排骨肉软。

4. 放入白萝卜块、虾皮，小火炖10分钟，调入盐，放香菜碎即可。

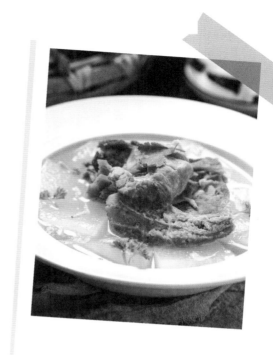

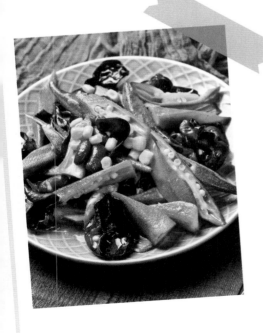

秋葵炒木耳

😊 **原料** 秋葵200克，干木耳5克，芸豆、玉米粒、盐、葱花、酱油各适量。

😊 **做法**

1. 秋葵洗净，切斜角；木耳提前泡发；芸豆用清水煮熟。

2. 油锅烧热，放入适量葱花爆香，放入秋葵翻炒，倒入木耳、芸豆、玉米粒翻炒至断生，放适量酱油，出锅前放盐调味即可。

本月运动安全指导

胎宝宝快速发育，孕妈妈的体重也会跟着增加。体重偏胖的孕妈妈一定要重视体重的变化，要在孕期严格控制体重。从调整饮食比例开始，同时选择适合自己的运动并坚持下去，为以后的顺产打好基础。

养成运动习惯

运动需要养成习惯，尤其是对于不爱运动的孕妈妈来说，孕期运动很难正式"启动"，或者无法坚持到底。只有定时运动，养成习惯，孕妈妈即使想偷懒，身体也会不舒服，就只有起身运动了。

刚开始要选择一个足够容易的小运动，例如从最基本的散步开始，每天散步30~60分钟。一开始遇到的障碍和阻力越小，坚持下去的可能性就越大。

选择固定时间进行锻炼，避免被自己找的各种理由取消运动。安排好固定的时间开始运动计划，坚持一周，让身体逐渐适应运动的状态。

让运动成为一件愉悦的事情。运动本身就会让人感到放松，释放多巴胺。孕妈妈找到自己喜欢的运动，比如游泳、瑜伽等，享受运动的乐趣会更容易坚持下去。同时要注意安全。

职场妈妈做一做拉伸操

多数孕妈妈在孕期会坚持上班，职场孕妈妈尤其要避免久坐或久站，防止患下肢静脉曲张和痔疮。孕妈妈设置一个运动提醒，每45~60分钟，放下手中的工作，活动一下颈部，抬抬腿，站起来走一会儿，这样的运动量虽然不大，但是可以起到活动筋骨的作用。

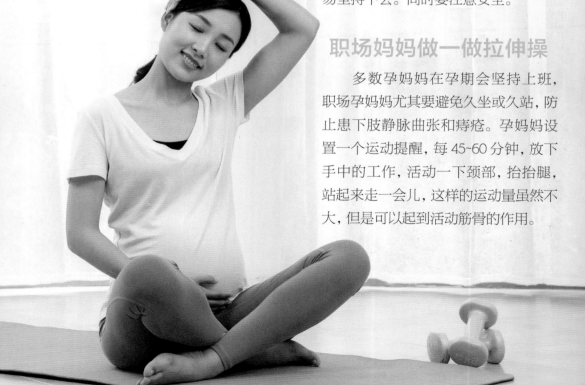

保持健康生活方式

1. 要适当地增加休息和睡眠的时间。

2. 少去人流拥挤的公共场所。孕期尽量不要独自进行长时间的旅行。

3. 戒烟戒酒，尽量避免或减少食用含有咖啡因、糖分过多的饮料和食物，白开水是最好的补水来源。

4. 勤洗澡，但是要避免高温热水和桑拿，水太热或洗澡时间太长对胎宝宝都不好。另外，要加强乳房护理，为分娩后的哺乳做好准备。

5. 适当运动，控制体重，对顺产也会有帮助。

6. 保持良好的心情。

7. 从孕 3 月～孕 7 月，孕妈妈每个月都要做 1 次产前检查，这是非常重要的。定期产检可以及时发现胎宝宝发育上的一些问题并做出诊断。同时，定期产检也可以对孕妈妈的身体状况做监测，及时发现孕妈妈身体状况的异常，能够及时治疗调理。

运动对胎宝宝也有好处

孕妈妈运动的同时，相当于胎宝宝也在运动。孕期运动能刺激胎宝宝的大脑、感觉器官以及呼吸系统的发育。

孕期进行适当运动，可以促进血

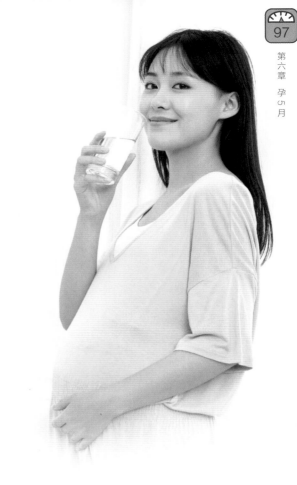

液循环，提高血液中的含氧量，消除身体疲劳和不适，保持精神振奋和心情舒畅，有利于胎宝宝良好性格的形成。同时，让胎宝宝获得更多的血液供氧，加快新陈代谢，促进胎宝宝生长发育。

适当运动可以促进身体的新陈代谢，既增强了孕妈妈的体质，也会使胎宝宝的免疫力有所增强。

运动时，由于孕妈妈肌肉和骨盆关节等受到了锻炼，为日后顺利分娩创造了条件。

瘦孕真的很容易

大腿后侧拉伸

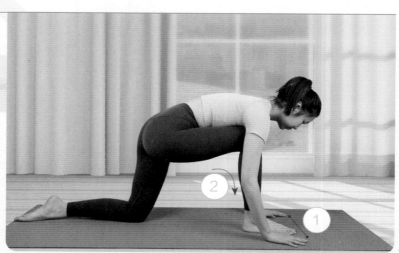

1. 双手、双膝撑地，双膝稍稍分开。

2. 右脚伸出，保持和手在一条直线上。

这个动作可以很好地伸展大腿内侧。

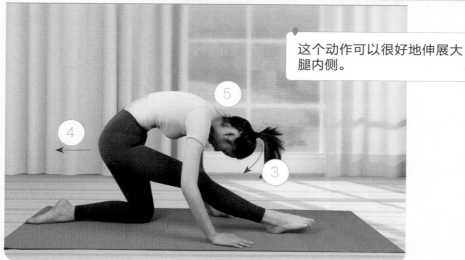

3. 把上身轻靠在右腿上，低头。

4. 呼气时，将臀部慢慢往后移，伸展右腿下侧，这时右脚掌要踩实地板。

5. 脖子放轻松，保持呼吸。

注：全书模特仅做示意展示，孕妈妈需要根据实际情况和医嘱进行练习。

大腿前侧拉伸

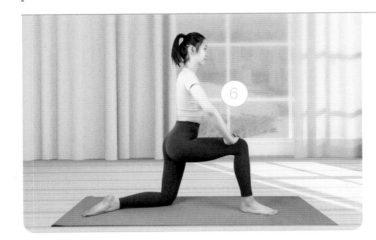

6. 吸气，将身体回正。

7. 呼气时，将胯慢慢向前推，肩膀放松，使身体摆正。

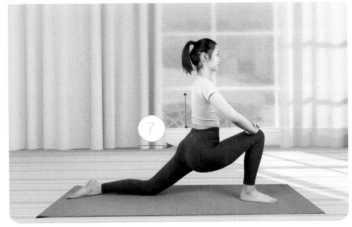

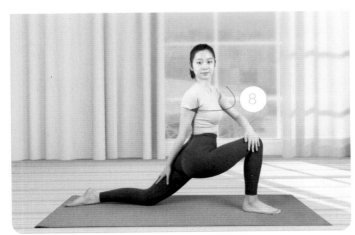

8. 将身体稍稍向右扭转。

身体稍稍向右后方扭转，头向后转动。

9. 吸气时，将身体复位。换左腿练习。

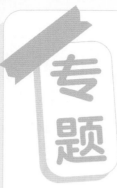

生活里的正确姿势

随着孕妈妈腰腹部变大，孕妈妈要有正确的行、走、坐、卧的姿势，避免久坐、久立、跷二郎腿等行为，上下楼梯、弯腰俯身时要注意保护腹部。

日常生活

孕期适当做点家务，可以锻炼身体，也可以排解孕期的烦闷，但在做家务时要注意姿势。孕妈妈打扫房间时，尽量选择擦抹家具和扫地等工作，注意将打扫工具调整到适合的高度，不要过度弯腰。搬重物、需要取高处物品时，最好让准爸爸帮忙。

起床姿势

在孕4~6月，孕妈妈的肚腹变大，但对孕妈妈的生活影响较小，起、卧时只要自己方便、舒适，放慢节奏就行。但到了孕晚期，由于子宫的压力，孕妈妈起床一定要缓慢，可以先调整成侧卧位，再变换成半坐位，然后起床。

正确的站立、走路姿势

站立时，双脚分开与肩同宽，身体不可后倾，挺直脊椎，双手自然垂于身体两侧，头部摆正，目视前方。如果需要稍长时间站立，两脚可以一前一后站立，隔几分钟变换位置。长期保持站姿，容易增加下肢负担，导致水肿、静脉曲张等现象。所以，孕期要避免长时间站立，要经常变换姿势。

行走时应当求稳，不要快速疾走。到了孕中晚期，孕妈妈腹部压力较大，走路时可以扶着栏杆。

孕妈妈学会"坐"

调节座椅高度，使双脚在膝盖前方，脚后跟也能贴地。坐时以上半身和大腿成90度坐姿为宜，这样不易腰背酸痛。太过后仰，腹部肌肉会绷紧；太过前倾，会压迫胃部。孕妈妈可以在身后垫一个软垫，如果座椅过高，可以在脚下放置踩脚凳。

孕妈妈的座椅最好选择稍硬一些的，过软的椅子会让孕妈妈更累。避免久坐，时常站起来走动走动。

正确弯腰拾物

孕妈妈捡东西时，背部直立，让膝盖缓缓弯曲至蹲下，轻轻拾起地上的物品，用手缓慢支撑大腿和膝盖，站立起来。这个过程尽量不要使用腹部肌肉紧绷的力量站立，这样有助于保护背部和腿部，最好旁边还有固定的家具或墙面可以扶着。

另外，穿鞋时需要弯腰，孕妈妈最好选择一脚蹬的鞋子，可以坐着或者扶墙穿鞋，要平衡好身体重心，保证安全。

上下楼梯

随着肚子变大，孕妈妈脚下视线受影响，上下楼梯要注意安全。

上楼梯时，腰部挺直，脚跟踩地，脚尖再落地，落地后立即伸直膝关节，并将全身重量移到该脚上。最好扶着扶手，看清楼梯，一步步地上下。到了孕晚期，更要注意不要踩偏，踩稳了再移动身体。

下楼梯时，踩稳步伐，不要过于弯腰或挺胸凸肚。上下楼梯时尽量避免提重物。

孕期慎做的危险动作：踮脚尖、爬高、跷二郎腿、提重物、久坐、久站、突然弯腰、蹲着。

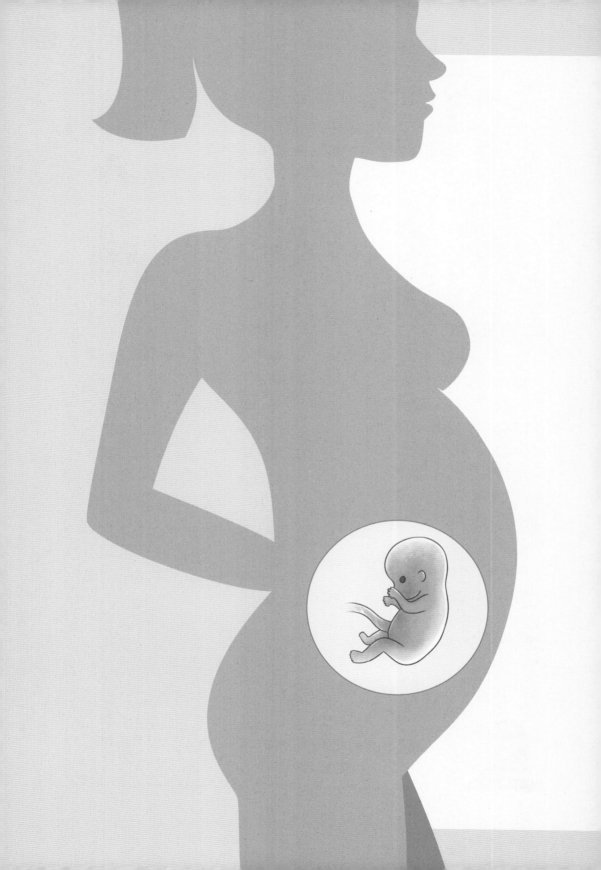

第七章 孕6月

| 孕6月体重增长目标 |

体重偏轻的
孕妈妈本月增长
目标：

2.0 千克

体重标准的
孕妈妈本月增长
目标：

1.5 千克

体重偏重的
孕妈妈本月增长
目标：

1.1 千克

孕期体重知多少

每次产检，孕妈妈都要测量宫高和腹围，孕期宫高、腹围的增大有一定规律，可以推断胎宝宝发育情况和妊娠周期。平常在家，孕妈妈也可以自己测量宫高、腹围。

孕妈妈自测宫高、腹围

宫高：指从下腹耻骨联合处上方至子宫底间的长度。

测量方法：测量前排尿，平卧床上，用软尺测量耻骨联合处至宫底的距离。

测量时间：从孕 21 周开始，每 4 周测量 1 次；孕 29~36 周，每 2 周测量 1 次；孕 37 周后每周测量 1 次。

腹围：以肚脐为准，水平绕腹一周测量的长度。

测量方法：孕妈妈取直立位，将衣服解开，完全曝露腹部，以脐部为准，拿软尺水平绕腹一周，测得的数值即为腹围。

测量时间：孕 16 周开始测量腹围。每个人的胖瘦不同，所以腹围也不尽相同。

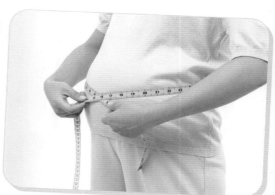

| 妊娠周数 | 宫高（厘米） | | | 腹围（厘米） | | |
	下限	标准	上限	下限	标准	上限
孕 20 周	16	18	20.5	76	82	89
孕 24 周	20	24	24.5	80	85	91
孕 28 周	23	26	28.5	82	87	94
孕 32 周	26	29	32.5	84	89	95
孕 36 周	29	32	36.5	86	92	98
孕 40 周	32	33	38.5	89	94	100

（如果孕妈妈连续 2 周腹围没有变化，要及时咨询医生。）

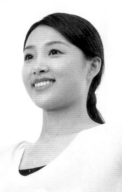

没有小哑铃，两瓶矿泉水也是很好的
锻炼工具

运动强度也要适度增加

控制体重一方面是饮食，一方面是运动。如果孕妈妈只吃不动，势必会导致体重增加过快，甚至超重。

在自然分娩过程中，子宫的收缩频率和强度会因孕妈妈的体质而有所不同，一般经常运动的孕妈妈子宫更有弹性，收缩力度也会更快，同时胎宝宝的体重和大小也会更合适。

孕中期的运动主要选择强度适中的伸展运动和有氧运动。此时，孕妈妈的目的不是为了塑形减脂，所以不要进行剧烈运动。这时，胎盘已经形成，流产的概率降低，孕妈妈的身体相对还不是太笨拙，这时候是运动的最佳时间。

孕中期选择运动以缓解孕期不适、增加肌肉力量为主，运动强度稍大，结合舒缓的放松运动交替进行，使孕妈妈轻松舒畅地度过孕期。

低糖饮料也容易至胖

一罐330毫升的可乐含有高达35克的糖。有的孕妈妈怕糖分摄入过多，会选用无糖或低糖饮料。这类饮料中多会选用阿斯巴甜、赤藓糖醇等代糖物质来代替蔗糖。各类代糖不仅有足够的甜味，热量还很低。

代糖能带来被舌头感知的甜味，但热量很低，无法像真正的糖一样，让大脑产生满足感，因而会使人食欲增加，可能会增加后续补偿性热量摄入，从而导致总热量超标。

低糖饮料不能长期饮用，它的本质是让人在享受饮料口感的同时，摄入更少的热量，而不是喝得更健康。对孕妈妈来说，营养才是重要的。

营养饮食规划

孕 6 月，胎宝宝通过胎盘吸收的营养是孕早期的 5~6 倍，孕妈妈会更容易感到饿，因此要在原来饮食的基础上适当加餐。

控制体重，晚餐主食也要吃

不吃主食是一种减肥误区，主食是平衡膳食的基础，搭建了膳食宝塔的底座。如果长期以肉类食物来代替主食饱腹，养成高蛋白的饮食习惯，会加重肾脏负担，增加高尿酸血症的患病风险。

孕妈妈晚餐吃得科学、营养很重要。为了不使体重增加过快，晚餐尽量清淡，做到粗细搭配，比如在熬粥时添加山药、南瓜等食材，从而降低热量的摄入。

"糖妈妈"要注意控制总热量

国际糖尿病联盟估算，大约 16.8% 的女性在孕期存在不同类型的高血糖，这其中就包括妊娠期糖尿病。总热量的控制对"糖妈妈"来说非常重要，在保证营养均衡的同时，尽量选择低血糖生成指数的食物。不要拒绝碳水化合物的摄入，可以把精白米面换成粗粮或薯类，有利于控制餐后血糖。

水肿不是长胖

有时候，孕妈妈看到自己手脚变粗，觉得自己变胖了，实际上是水肿。这是因为子宫增大，压迫到下腔静脉，导致下肢血液回流受阻。通常，孕妈妈休息后水肿会消失，第二天水肿会再出现。如果孕妈妈下肢水肿不能消失，或者无水肿表现，但体重增加每周超过 500 克以上，则需要到医院咨询检查。孕妈妈在日常饮食中要控制盐的摄入量以及含盐量高的食物，多吃一些利尿的瓜果蔬菜。

"三高一低"控血压

患有妊娠期高血压的孕妈妈建议采用"三高一低"的饮食方式，即高钾、高钙、高蛋白，低钠少盐。

蛋白质不仅有利于胎宝宝大脑发育，更有助于血管舒张，降低血压。患有妊娠期高血压的孕妈妈因尿中排出蛋白质，常出现低蛋白血症，所以孕妈妈更应该补充充足的优质蛋白质。

钙可以调节血管收缩和舒张能力；钾能够促进钠的排出。钠盐的摄入是诱发高血压的主要原因，当钠摄入过量时，血管的渗透压会改变，最终导致血压升高。

均衡饮食，控制摄入的总热量

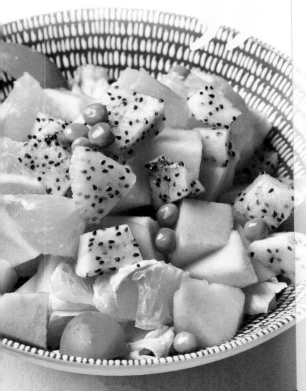

不宜大量吃夜宵

孕中期，胎宝宝生长迅速，孕妈妈消耗的热量大，很容易感觉到饿。不过还是建议孕妈妈不要大量吃夜宵。晚上吃夜宵，会增加肠胃负担，诱发失眠。

晚上人体代谢率下降，热量消耗少，因此容易将多余的热量转化为脂肪在体内堆积起来，导致肥胖。

孕妈妈晚上感到饥饿，可以选择易消化的低脂肪食物。如水果类，苹果、香蕉、猕猴桃等；五谷类，紫薯、燕麦片等；蔬菜类，黄瓜、西红柿等。

夜宵最好在睡前1小时进食，食物要清淡低盐，避免高脂肪、高热量。

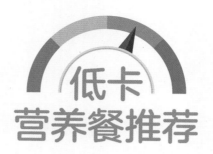

低卡营养餐推荐

一周饮食推荐

进入孕6月，孕妈妈的腹部越来越大。这时，不断增大的子宫压迫肠胃，导致肠胃蠕动变慢，消化功能受到影响，孕妈妈会出现消化不良、胀气等问题。孕妈妈要调整饮食习惯，尽量吃一些容易消化的食物，以免增加肠胃负担。

	早餐	午餐	加餐	晚餐	加餐
第一天	南瓜小米粥、时蔬蛋饼、清蒸茄泥	米饭、口蘑肉片、清蒸黄花鱼	香蕉	竹笋肉丝汤、蛋煎馒头片、黑椒鸡胸肉	南瓜土豆泥
第二天	牛奶、蔬菜三明治、鸡蛋	芋头米饭、茄汁大虾、山药炒扁豆	橘子	南瓜油菜粥、凉拌豆腐丝、豆豉鱿鱼	松子
第三天	香菇瘦肉粥、青菜卷饼、黄瓜炒鸡蛋	米饭、香菇鸡肉煲、海带豆腐汤	牛奶	山药豆浆、肉末蛋羹、牛肉蒸饺	橘子银耳汤
第四天	芹菜豆干粥、白灼金针菇、烙饼	阳春面、青椒炒木耳、清炒蛤蜊	牛油果	米饭、菠萝鸡翅、酸甜白萝卜	圣女果
第五天	牛奶、煎蛋吐司、水果沙拉	什锦炒饭、百合炒肉、草菇肉丸汤	西柚	花卷、虾仁豆腐羹、杏鲍菇炒肉	蔬菜汁
第六天	黑芝麻糊、鸡蛋三明治	糙米饭、鸭血汤、西芹腰果	火龙果	小米红豆粥、蒜蓉茼蒿、西红柿烧茄子	小黄瓜
第七天	五谷豆浆、素菜包	虾仁水饺、清炒蚕豆、荠菜干贝汤	腰果	二米饭、西红柿炒丝瓜、肉末豆角	西瓜

薏米山药粥

原料 薏米 50 克，山药 100 克，枸杞子适量。

做法

1. 薏米提前浸泡 2 小时；山药洗净，去皮，切小块。

2. 锅中放适量清水烧开，放入薏米大火熬煮至软，再放入山药块、枸杞子继续熬煮 10 分钟即可。

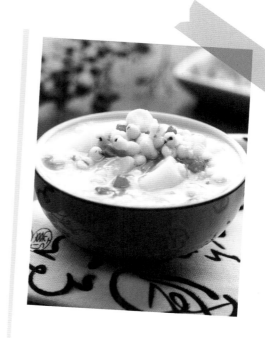

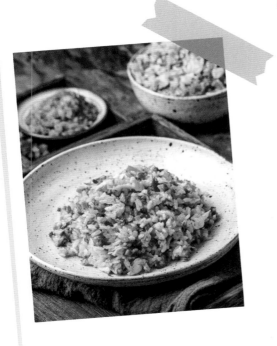

什蔬炒饭

原料 米饭 150 克，鸡蛋 1 个，鲜香菇 2 个，胡萝卜 100 克，葱末、盐各适量。

做法

1. 胡萝卜洗净，切丁；香菇洗净，去蒂，切丁。

2. 鸡蛋打散，油热后下锅翻炒，盛出。

3. 锅内留底油，葱末下锅炒香后，将胡萝卜丁、香菇丁倒入，翻炒至断生，倒入米饭、鸡蛋翻炒均匀，加盐调味即可。

瘦孕真的很容易

洋葱炒蛋

😊 **原料** 洋葱 200 克，鸡蛋 2 个，盐、生抽各适量。

😊 **做法**

1. 洋葱洗净，切丝；鸡蛋在碗中打散。

2. 油锅烧热，放入鸡蛋翻炒，盛出。

3. 再起油锅，放入洋葱丝翻炒，放入鸡蛋，出锅前加适量盐调味即可。

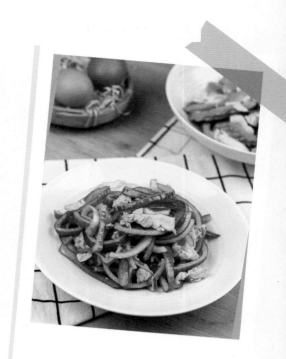

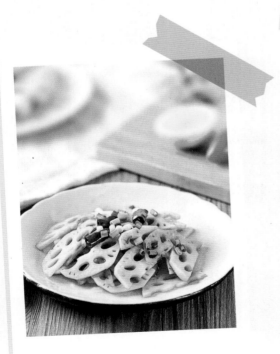

炝炒藕片

😊 **原料** 莲藕 250 克，葱末、盐、白醋、干辣椒各适量。

😊 **做法**

1. 莲藕洗净，去皮，切片，入沸水焯烫至熟。

2. 油锅烧热，放入干辣椒炝炒，再放入藕片翻炒，倒入白醋、葱末，出锅前放适量盐调味即可。

百合炒肉

原料 猪瘦肉 100 克，鲜百合 2 颗，葱花、蒜末、盐、蚝油各适量。

做法

1. 百合掰成小瓣，入沸水中焯烫；猪瘦肉洗净，切片。

2. 油锅烧热，放入葱花、蒜末爆香，放入瘦肉片翻炒至变色，再放入百合继续翻炒，出锅前放入适量盐、蚝油调味即可。

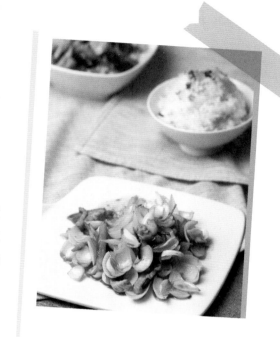

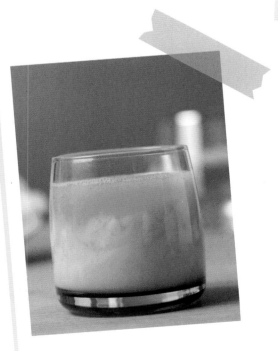

蜂蜜牛奶木瓜

原料 鲜牛奶 250 克，木瓜 200 克，蜂蜜适量。

做法

1. 木瓜洗净，去皮除子，切块。

2. 将木瓜块倒入锅中，加入牛奶和适量水，大会烧开后转小火慢炖。

3. 炖至木瓜软烂，加适量蜂蜜调味即可。

本月运动安全指导

怀孕后，孕妈妈的身体和心理都会发生变化。孕妈妈要及时发现这些变化，给予正确的处理。

运动缓解孕期抑郁

怀胎十月，孕妈妈经历了一系列身体和心理变化，如身体不适、行动不便、身材走样等，也更情绪化、更脆弱。孕产期是抑郁症高发期，高达一半以上的孕产妈妈存在不同程度的心理问题。

孕早期（孕1~3月）：担心宝宝的健康；质疑丈夫的爱。

怀孕适应期（孕4~7月）：情感脆弱，不愿独处；心情低落，意志缺乏；过分担忧分娩和宝宝；激起孕妈妈早期创伤事件。

期待分娩期（孕8~10月）：对未来的担忧；分娩焦虑；经济压力。

抑郁是一种综合的情绪状态，会带来情绪上、生理上、认知上、行为上的不适。比如情绪上的心情低落、沮丧、悲伤、难过、空虚、孤单；生理上的胸闷、疲惫、嗜睡、吃不下饭或总想吃东西、睡不着觉或嗜睡；认知上的健忘、注意力下降、自我贬低想法；行为上的懒散、不想动、跟人争吵、工作效率明显下降。

运动可以缓解抑郁情绪

由于抑郁情绪的影响，孕期抑郁的孕妈妈往往不想运动，但这种缺少活动的状态会加重抑郁情绪，形成一种负性强化。

医生一般会鼓励孕妈妈多运动，通过运动刺激体内多巴胺分泌，逐渐增加愉快的感受，并形成一种正性强化。在这个过程中，无价值感、无意义感会逐渐减轻。

乳房护理要趁早

随着孕期的推进，孕妈妈的乳房也在悄悄发生变化。孕妈妈一定要注意孕期的乳房护理，以减少产后出现堵奶、乳腺炎、乳头皲裂等的风险。

乳房的护理

孕早期，乳房开始增大，乳晕颜色加深，其外围有结节状隆起，称为蒙氏结节。孕 16 周后，孕妈妈乳房会流出黄色的液体，这就是初乳。越到后期，孕妈妈的乳晕颜色越深，乳房越大，乳房表面皮肤比较干燥缺乏弹性。孕妈妈要注意了解乳房护理的方法。

乳房护理建议从孕 5 月开始，因为孕早期刺激乳头容易刺激子宫收缩，有可能会导致流产。在孕中期护理乳房时，不能长时间刺激乳头。

清洗： 孕妈妈可以用毛巾蘸温水擦拭乳头及周围皮肤，再涂上护理油，避免乳头皲裂。但切忌经常清洗乳头，尤其是用肥皂清洗，以免破坏乳头上的保护层，使乳头变得干燥、易损伤。

热敷： 用热毛巾对清洁好的乳房热敷 3~5 分钟。

按摩： 给乳房做按摩，保证乳腺管畅通，增加产后的泌乳功能。

养护： 按摩结束后，给乳头涂润肤霜或橄榄油，以保护乳头的皮肤。

乳房按摩手法

1. 将手指张开，握住乳房，稍稍用力按压，顺着乳房生长的方向从根部向顶部轻推，各个方向都做一遍。

2. 五指张开，从乳房根部向乳头处轻轻抓揉 20 下，抓揉后用手掌在乳房周围按摩 2 分钟。注意抓揉的力度要小。

3. 双手分别放在乳房的上方和下方，以画圈的方式从乳根按到乳晕和乳头，然后再反方向按摩。

选择合适的胸罩

孕期，由于乳房急速胀大，孕妈妈会感觉乳房胀痛，应选择可调节式胸罩。孕 5 月以后，孕妈妈胸罩尺码大约要比怀孕前增加 1 个尺码以上；孕 7 月以后，约增加 2 个尺码；临近生产前，胸部增大程度减慢；产后约 1 个月，乳房会渐渐恢复至孕 7 月时的大小。

孕妈妈胸罩颜色以浅色最佳，面料以纯棉为主。

孕妇体操

山立式伸展

1. 站立姿势，肩膀放松，头部摆正。

2. 吸气，双臂向上举高，尽量将手臂放在耳朵后侧。尾骨内收，伸直膝盖。

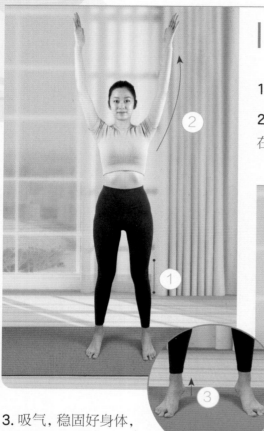

3. 吸气，稳固好身体，可以尝试抬起脚后跟，尽量将身体向上拉长。

4. 呼气，落下脚后跟，弯曲膝盖，臀部慢慢向后坐，感觉后边有一把椅子。重心放在脚后跟，膝盖始终与肩同宽，保持呼吸。

5. 吸气，抬起身体；呼气，将手臂放下。

注：全书模特仅做示意展示，孕妈妈需要根据实际情况和医嘱进行练习。

大腿内侧拉伸

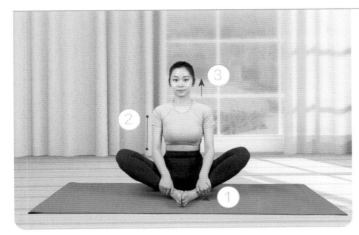

1. 后背挺直, 坐下, 两脚脚掌相对。

2. 左右手五指分别抓住脚腕, 保持背部挺直。

3. 吸气, 脊柱向上延伸, 慢慢抬起头。

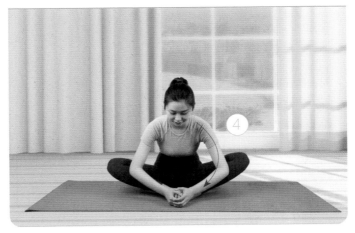

4. 双手十指相扣, 抓住脚趾。呼气, 弯曲手肘, 慢慢将身体前移, 感受大腿内侧的伸展。俯身时, 以不压到肚子为限。

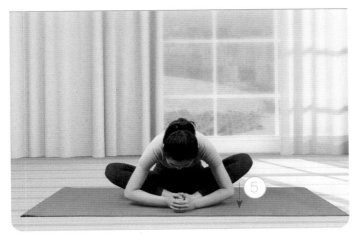

5. 轻轻地将手肘放下来, 脖子放轻松。

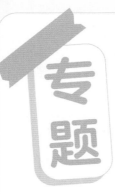

控制体重，拒绝"隐形"糖

碳水化合物（即人们常说的糖类）是人类最主要的热量来源，不吃主食容易造成供能不足，影响人体多项生理活动。但是，糖类摄入过多会引起肥胖，增加很多疾病的发病风险。

妊娠期糖尿病的发病原因

孕妈妈不要认为妊娠期糖尿病离自己很遥远而不加重视，我国妊娠期糖尿病的发病率逐年升高。原因是妊娠期孕妈妈产生一系列生理变化，葡萄糖需要增加，胰岛素抵抗增加和胰岛素分泌相对不足导致。

如果孕妈妈怀孕前已患有糖尿病，或者是健康的孕妈妈在孕期摄入较多高糖食物，导致体重增加太快，就容易发展成妊娠期糖尿病。

另外，孕妈妈年龄越大，患妊娠期糖尿病的风险越高。

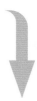

控制添加糖

令人担心的糖并不是蔬果中存在的果糖、葡萄糖和牛奶中的乳糖，而是食品中的添加糖。添加糖本身是纯粹的热量，它不含任何蛋白质、维生素或者矿物质。中国营养学会建议每人每天添加糖摄入量不超过 50 克。

添加糖主要包括非食物本身含有的、额外加入的葡萄糖、果糖、蔗糖（白砂糖、红糖、冰糖）等。鲜榨果汁中天然存在的糖，不属于添加糖。

为了规避"添加糖"的标注，很多食品企业会用浓缩果汁来代替糖和糖浆，比如浓缩苹果汁、浓缩梨汁、浓缩西瓜汁等，这些通常是 60%~70% 的糖溶液，其实和糖浆并没有本质区别。

常见食物中的含糖量

分类	食品	含糖量
饮料类	可乐（500 毫升）	55.2 克
	乳酸菌饮料（500 毫升）	45.2 克
	奶茶（250 毫升）	29.2 克
	红牛（250 毫升）	28.0 克
	牛奶（250 毫升）	12.0 克
	无糖豆浆（250 毫升）	2.0 克
甜品类	芝麻汤圆（100 克）	48.4 克
	枣泥月饼（70 克）	40.0 克
	蜂蜜蛋糕（36 克）	17.2 克
	凤梨酥（24 克）	14.8 克

分类	食品	含糖量
水果类	红枣（100 克）	72.0 克
	榴莲（100 克）	27.5 克
	火龙果（100 克）	12.7 克
	苹果（100 克）	13.6 克
	香蕉（100 克）	22.9 克
	西瓜（100 克）	6.8 克
	菠萝（100 克）	10.8 克
	猕猴桃（100 克）	14.5 克
主食类	馒头（100 克）	47.0 克
	米饭（100 克）	25.9 克
	土豆（100 克）	17.8 克
	燕麦片（100 克）	77.0 克
	红薯（100 克）	20.1 克
	玉米（100 克）	22.8 克
	南瓜（100 克）	5.3 克

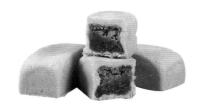

控糖小技巧

少食多餐

餐后刷牙

选择低血糖生成指数食物

多吃富含蛋白质的食物

运动前后吃高糖类食物

适量食用水果

孕期血糖控制目标

空腹血糖 < 5.1 毫摩 / 升；

餐后 1 小时血糖 < 10 毫摩 / 升；

餐后 2 小时血糖 < 8.5 毫摩 / 升。

低血糖应对方法

低血糖表现为心慌、手抖、冒冷汗。

这时摄入15 克简单碳水化合物类食物即可，如 15 克白糖，20 克蜂蜜或 140 毫升可乐。

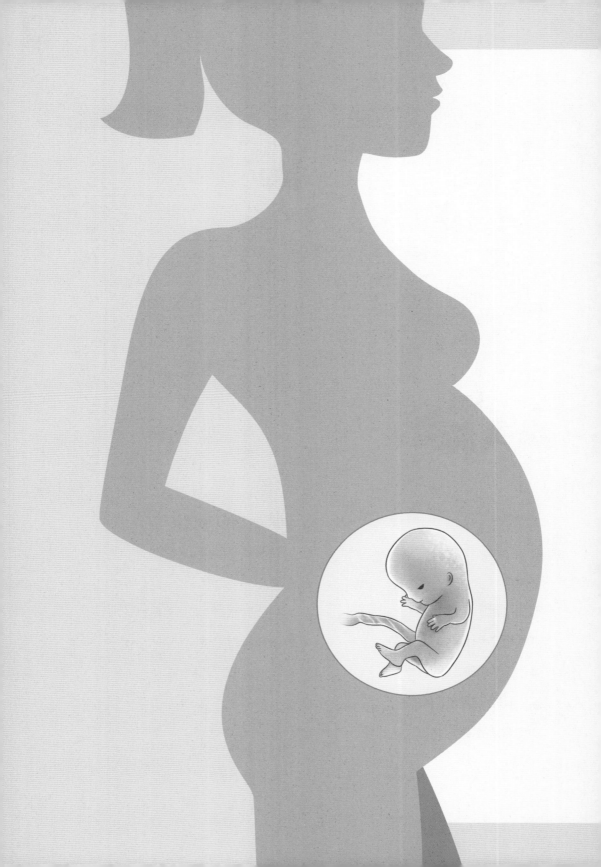

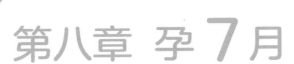

第八章 孕7月

| 孕7月体重增长目标 |

体重偏轻的
孕妈妈本月增长
目标:

2.0 千克

体重标准的
孕妈妈本月增长
目标:

1.5 千克

体重偏重的
孕妈妈本月增长
目标:

1.1 千克

体重增长知多少

糖尿病孕妈妈分为两种，一种是妊娠前已有糖尿病，又称"糖尿病合并妊娠"；另一种是妊娠前糖代谢正常，妊娠后才出现糖尿病，又称"妊娠期糖尿病"。据统计，80% 以上是妊娠期糖尿病。

超重是患妊娠期糖尿病的第一因素

孕妈妈患妊娠期糖尿病不仅和孕期体重增加过快有关，也和孕前体重过重有关。大多数妊娠期糖尿病孕妈妈通过生活方式干预可以使血糖达标。

妊娠期糖尿病对胎宝宝有很多不利影响。孕妈妈血糖过高容易造成胚胎过度发育形成巨大儿，增加顺产的难度；孕早期血糖过高容易导致胎宝宝畸形；新生儿在脱离母体高血糖的环境后，体内高胰岛素血症仍然存在，如果不及时补充糖，容易发生低血糖。

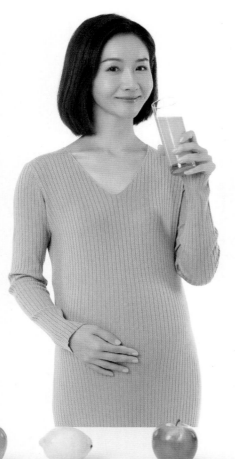

妊娠期糖尿病控糖目标

时间	血糖（毫摩 / 升）
空腹及餐前	<5.1
餐后 1 小时	<10
餐后 2 小时	<8.5

运动控血糖

孕妈妈进行适当的运动能够增强机体对胰岛素的敏感性，同时促进对葡萄糖的利用，对降低血糖有一定帮助，尤其是体重过重的孕妈妈更应该餐后进行一定的锻炼。

据研究，规律的运动不仅可以降低妊娠期糖尿病的发病风险，还可以改善妊娠期糖尿病患者空腹和餐后血糖，改善心肺功能。步行是目前推荐并能够让孕妈妈接受的妊娠期最常用、最安全的方法。

适当运动有助于消除水肿

孕期水肿容易发生在孕 28 周以后，这时子宫增大到一定程度，会压迫静脉导致回流不畅，出现浮肿。孕期水肿除了要在饮食上多加注意，调整生活细节也可以缓解水肿状况。

1. 调整生活和工作节奏，保证有充足的休息，不要过度紧张和劳累。

2. 不要久坐、久站、跷二郎腿，应常常伸展腿部，转动踝关节。

3. 适当锻炼。孕妈妈白天适当运动、散步，以促进血液循环。坐卧时将双腿抬高，或者抬起小腿做适当的按摩。这些小方法对于缓解水肿很有效。

4. 睡前按摩、泡脚可以促进血液循环，缓解下肢水肿，按摩时要从小腿下部逐渐向上，这样有助于血液回流。

5. 穿着合适宽松的衣服，紧身衣裤容易加重血液循环不畅。

适当增加热量，不长胖

本月是胎宝宝迅速发育的时期，胎宝宝体重增长快，一些组织器官也在分化增长，因此孕中期孕妈妈每天热量的需求量要比孕早期平均增加 300 千卡，以满足胎宝宝的发育需要。

每个孕妈妈生活状况不同，热量增加量是不一样的。如果孕妈妈运动量不大，不要盲目进补。

营养饮食规划

　　孕妈妈在保证营养的同时避免摄入高糖、高热量食物，每顿饭最好有2 种以上的蔬菜。孕妈妈还要继续摄入促进胎宝宝大脑发育的营养素，如DHA、卵磷脂，帮助胎宝宝智力发育。

体重超标不宜吃零食

　　孕中期是体重快速增长的阶段，如果孕妈妈体重已经超标，就要适量戒掉一些高热量的零食，如饼干、糖果等，同时也要控制摄入高糖、高脂肪食物，有意识地选择低血糖生成指数的食物。

重视碳水化合物

　　胎宝宝现阶段在肝脏和皮下储存糖原及脂肪，孕妈妈需要大量的碳水化合物以保证热量的充足供给。孕妈妈可结合自己的体重，每日碳水化合物的摄入控制在 200~450 克。

继续补充铁

　　孕期因为血容量增加和胎宝宝自身造血系统发育的需要，孕妈妈对铁的需求明显增加。孕妈妈缺铁可能会导致胎宝宝体内铁的储存减少，出生后容易出现缺铁性贫血。孕妈妈应该多吃含铁丰富的食物，必要时可以在医生指导下补充铁剂。

　　需要注意的是，孕期补铁也不是多多益善，孕妈妈如果体内血红蛋白过高，可能会导致胎盘毛细血管供血受影响，增加出现早产或者胎宝宝出生体重过低的风险。

　　中国营养学会建议孕中期每天摄入 24 毫克铁，孕晚期每天摄入 28 毫克铁。

重要的 B 族维生素

B 族维生素是个大家族，其中包括维生素 B_1、维生素 B_2、烟酸、泛酸、维生素 B_6、维生素 B_{12} 以及叶酸等。除了烟酸是烹调时唯一稳定的维生素，其他几种在烹调时会因为烹调时间和方式流失。

B 族维生素是所有人体组织中都不可缺少的营养素，参与人体三大产能营养素的代谢，对于人体健康十分重要。B 族维生素是水溶性维生素，多余成分不会滞留在体内，要注意日常补充。

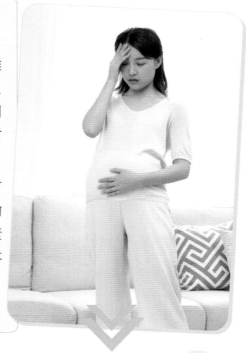

名称	食物	缺乏表现
维生素 B_1（硫胺素）	粮谷类食物，如全麦面食、糙米、燕麦；坚果类，如葵花子、花生；豆类、猪肉等	孕妈妈缺乏维生素 B_1 可能会导致胎宝宝出生后出现先天性脚气病
维生素 B_2（核黄素）	奶类及奶制品、动物肝脏、鸡蛋、沙丁鱼、牛肉等	结膜炎，易疲劳，易引起口腔溃疡
烟酸（维生素 B_3）	鸡肉、瘦肉、蘑菇、谷类、坚果等	食欲不振，腹泻，皮肤出现烧灼感和瘙痒感等
泛酸（维生素 B_5）	牛油果、坚果等	倦怠、头痛、皮肤疾病等
维生素 B_6	坚果、鱼类、畜禽类、牛油果等	疲倦、乏力、表情呆滞、抑郁症、易激惹、失眠或者嗜睡、体重下降
维生素 B_{12}	鱼类、畜禽类、蛋奶类	贫血，神经障碍
叶酸	芦笋、西蓝花、动物肝脏等	消化不良，如恶心、呕吐，毛发稀疏，神经衰弱，贫血

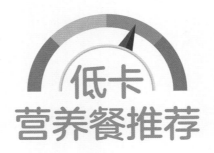

一周饮食推荐

进入孕 7 月，孕妈妈的体重还会逐渐增长。本月已经临近孕晚期，为了预防妊娠期高血压等并发症，孕妈妈在饮食上要更加细心。

	早餐	午餐	加餐	晚餐	加餐
第一天	小米粥、南瓜饼、香芹拌豆角	米饭、虾仁豆腐、排骨萝卜汤	牛奶	香菇蛋花粥、清蒸黄花鱼、芦笋鸡丝汤	橙汁酸奶
第二天	核桃紫米粥、素包子、鸡蛋	鳗鱼饭、鸡蛋羹、青椒炒牛肉	杏仁	南瓜粥、豆豉鱿鱼、黑椒鸡腿	黄豆芝麻粥
第三天	豆腐馅饼、酸奶拌水果	米饭、鸭肉冬瓜汤、西红柿炒鸡蛋	板栗	什锦麦片、香菇土豆炖鸡块、西蓝花拌木耳	香蕉
第四天	牛奶、豆沙包	米饭、黄花菜炒肉、木耳炒青菜	菠萝	绿豆粥、醋熘白菜、牛肉饼	杏仁
第五天	三鲜馄饨、鸡蛋、凉拌黄瓜	清汤面、银耳拌豆芽、豌豆鳕鱼块	酸奶	馒头、冬瓜虾球汤、清炒西葫芦	猕猴桃
第六天	牛奶、全麦面包、苹果	米饭、熘肝尖、百合汤、香菇油菜	柚子	二米饭、蒜蓉空心菜、香煎带鱼	银耳汤
第七天	陈皮海带粥、花卷、拌土豆丝	荞麦凉面、紫菜鸡蛋汤、荷塘小炒	腰果	小米饭、苹果玉米汤、凉拌鸡丝	橘子

南瓜粥

😊 **原料** 南瓜 200 克，大米 50 克。

😊 **做法**

1. 大米淘洗干净，用水浸泡 1 小时。

2. 南瓜洗净，去皮，切片。

3. 大米放入锅中，加适量水，大火煮沸后转小火再煮 20 分钟。

4. 放入南瓜片小火煮 20 分钟至粥黏稠即可。

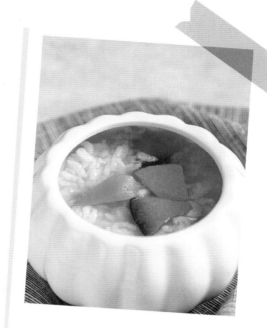

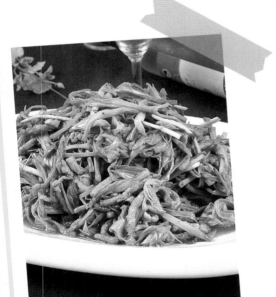

黄花菜炒肉

😊 **原料** 干黄花 50 克，猪瘦肉 100 克，生抽、葱丝、姜丝、盐各适量。

😊 **做法**

1. 干黄花用温水浸泡，洗净；猪瘦肉洗净，切丝。

2. 油锅烧热，放入肉丝翻炒至断生，再放入葱丝、姜丝炒香，放入黄花菜翻炒。

3. 出锅前加入生抽、盐调味即可。

瘦孕真的很容易

糖醋排骨

😀 **原料** 排骨 400 克,葱段、姜片、冰糖、生抽、老抽、醋、料酒、盐各适量。

😀 **做法**

1. 排骨洗净,切块,放入沸水中焯一下,沥干。

2. 排骨中加入料酒、生抽、姜片、葱段,腌制 20 分钟。

3. 锅中倒油烧至七成热,放入排骨煎至金黄色盛出。

4. 锅留底油,冰糖入锅熬化,再放入醋、老抽、盐和水,煸炒至排骨收汁即可。

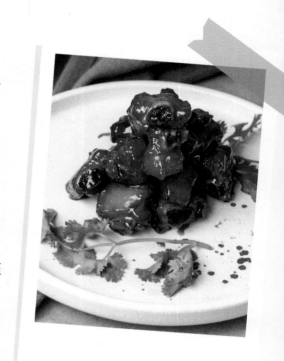

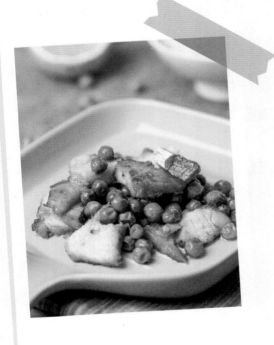

豌豆鳕鱼

😀 **原料** 豌豆 100 克,鳕鱼 150 克,姜片、料酒、盐各适量。

😀 **做法**

1. 鳕鱼洗净,去皮、去骨,切片;豌豆洗净。

2. 用料酒、姜片把鳕鱼片腌制 30 分钟。

3. 锅中放油,倒入豌豆煸炒出香味,再倒入腌好的鳕鱼片,炒至熟透。

4. 出锅前放入盐调味即可。

鲜虾炖豆腐

原料 豆腐 300 克,鲜虾 100 克,葱末、姜末、料酒、豆瓣酱、淀粉、盐各适量。

做法

1. 鲜虾去虾线, 放入碗中, 倒入料酒、盐、淀粉腌制 15 分钟; 豆腐洗净, 切块。

2. 油锅烧热, 放入鲜虾炒至变色, 盛出。

3. 锅留底油, 爆香葱末、姜末, 放入豆瓣酱、豆腐块翻炒。

4. 加适量水, 煮沸后焖烧 5 分钟, 放入鲜虾, 中火烧 5 分钟, 出锅前放盐调味即可。

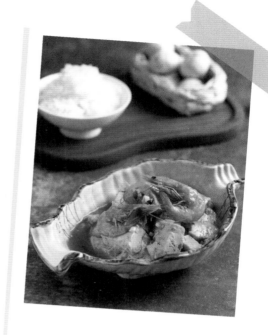

山药胡萝卜排骨汤

原料 排骨 250 克, 山药、胡萝卜各 100 克, 姜片、盐、葱末各适量。

做法

1. 排骨洗净, 剁块, 入沸水焯烫 5 分钟, 捞出沥干。

2. 山药、胡萝卜去皮, 洗净, 切滚刀块。

3. 排骨放入砂锅内, 加入姜片, 放入适量水没过排骨, 大火煮沸后转小火慢炖至八成熟。

4. 放入山药块、胡萝卜块煮至熟透, 加适量盐、葱末调味即可。

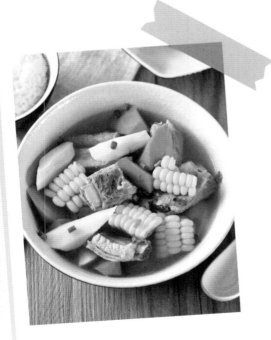

本月运动安全指导

越来越多的孕妈妈希望能够顺产迎接宝宝的到来，但是胎位不正很可能使孕妈妈的愿望无法实现。针对胎位不正，孕妈妈应该怎么做呢？

什么是胎位不正

孕 7 月产检时会检查胎位是否正常，为生产方式做好初步预测。胎位是指胎宝宝先露的指定部位与母体骨盆前、后、左、右的关系。正常胎位应该是枕前位，即头位，头朝下屁股朝上，胎宝宝背朝前、胸向后，两手交叉于胸前，两腿盘放，胎头屈曲。

分娩时头部最先进入骨盆，胎宝宝以屈曲的姿势可以以最小的径线通过骨盆，医学上称之为"头先露"。这种胎位在分娩时一般比较顺利。

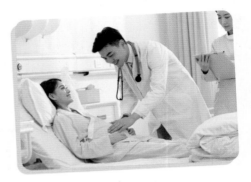

三种常见胎位

头位： 胎宝宝头部向下，屁股在上面，进入孕妈妈的骨盆。头位为正常胎位。

臀位： 胎宝宝头部朝上，臀部朝下。臀位又包括足先露、臀先露和混合先露。

横位： 胎宝宝横在孕妈妈的肚子里，分娩时首先娩出的是胎宝宝部分手或肩。横位的发生率较低，但危险性最高。这种胎位无法顺产。

引起胎位不正的原因

1. 孕妈妈的羊水过多，使胎宝宝在子宫内的活动范围过大。胎宝宝能够自由活动的空间较大，活动过大时就会影响胎位，使胎位不易固定。

2. 多胎、羊水过少等。本来可以孕育一胎的子宫，现在因为多胎或者羊水过少等原因就会造成胎宝宝在宫腔内的活动范围过小，活动不方便，无法正常活动，从而发生拥挤，导致胎位不正。

3. 如果孕妈妈的骨盆比较狭窄、胎宝宝过大，就很容易使胎宝宝的活动受阻，很难达到正确的位置。

运动矫正胎位不正

在孕 8 月之前，胎位不正是颇为常见的现象。如果胎位不正，孕妈妈也不要担心，由于这个阶段羊水相对较多，胎宝宝比较小，在子宫内的活动范围较大，位置不容易固定。

一般是以孕 37 周胎位仍然不正，才会确定诊断。

侧卧位纠正

左枕横位、左枕后位者，取右侧俯卧位，右腿后伸，左腿屈曲于腹前。右枕横位、右枕后位者，取左侧俯卧位，左腿后伸，右腿屈曲于腹前。侧卧位法能够使胎宝宝的背部依靠重力作用沿较短途径旋转至枕前位。

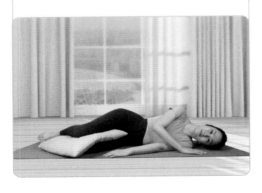

胸膝卧位

俯卧在床上，双膝弯曲，臀部抬高，胸部尽量贴近床面，双腿分开与肩同宽，双手平贴在床上，脸部偏向一侧。保持这个动作 15 分钟为一次，每日 2 次，连续做 1 周。这个动作适用于孕 30 周以上的孕妈妈调整胎位。做此动作前要排空膀胱，穿宽松的衣服。

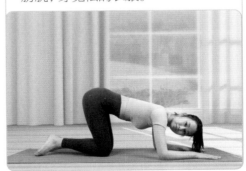

矫正胎位注意事项

1. 矫正胎位一定要在医生指导下进行。

2. 及时到医院进行检查，随时观察胎位的变化。

3. 妊娠超过 34 周的孕妈妈要慎用矫正胎位的方法。

4. 胎位正的孕妈妈不要做这些体式，以免胎位变得不正。

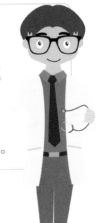

瘦孕真的很容易

孕妇体操

侧腰拉伸

1. 身体站立，双腿分开与肩同宽。

2. 吸气，抬起右手臂。

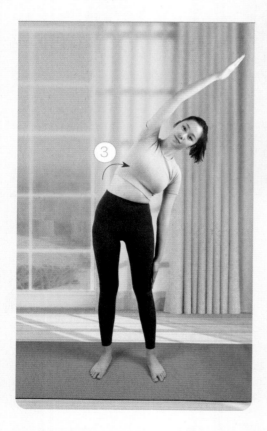

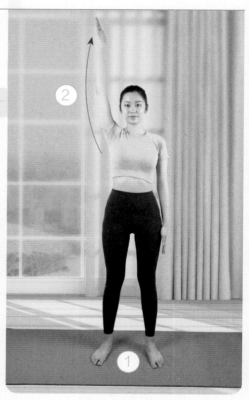

3. 呼气，身体倒向左侧，将髋关节向右推，眼睛向上。

4. 吸气，向上；呼气，身体复位。换方向练习。

注：全书模特仅做示意展示，孕妈妈需要根据实际情况和医嘱进行练习。

开胯平衡

> 增强骨盆肌的力量，对顺利分娩有益。

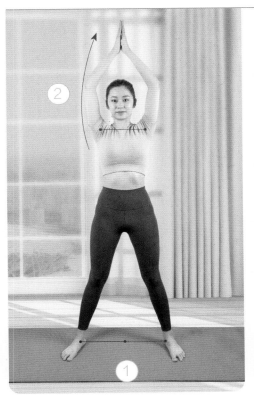

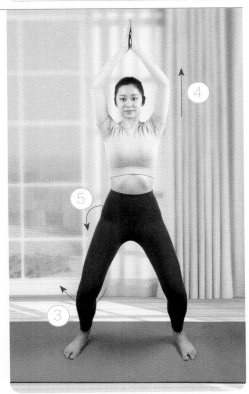

1. 双腿分开，脚尖向前。双腿的距离是两倍肩宽。

2. 吸气，双手向上合掌，脊背向上拉长。

3. 呼气，膝盖向外展开，身体向下移。

4. 吸气，将手臂尽量举高。

5. 呼气，将臀部向下沉。

6. 吸气，身体向上；呼气，打开双手复位。

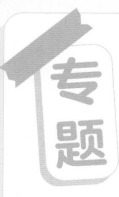

妊娠期糖尿病孕妈妈生活指导

妊娠期糖尿病，指女性在妊娠期间出现的糖代谢指标异常，达到了一定的标准，就可诊断为妊娠期糖尿病。一般不主张"糖妈妈"进行药物治疗，而是以调整孕期饮食和生活方式为主。

妊娠期糖尿病出现的原因

首先，与遗传有关。如果家里面有亲人，特别是孕妈妈这边的直系亲属有糖尿病家族史，那么孕妈妈发生妊娠期糖尿病的风险会增大。其次，跟生活方式有关。孕妈妈饮食结构不合理，缺乏运动导致体重增加过多，从而出现妊娠期糖尿病。

妊娠期糖尿病的危害

孕妈妈的血糖控制不好，容易导致胎宝宝体重过高，增加分娩难度。顺产时会增加侧切、撕裂的风险。宝宝出生后，也容易发生新生儿低血糖、高胆红素血症等。

孕妈妈的血糖过高，在孕中晚期容易发生妊娠期高血压以及先兆子痫。在产后 5~10 年，患有妊娠期糖尿病的妈妈如果不做管理，可能会发展成 2 型糖尿病。

妊娠期糖尿病的饮食原则

适量摄取糖类：适当限制糖的摄入，选择膳食纤维含量高的食物作主食。患有妊娠期糖尿病的孕妈妈一般早晨的血糖值较高，因此早餐要少吃淀粉类食物。

注重蛋白质摄取：孕中晚期，要增加蛋白质的摄入，尤其是优质蛋白质，同时减少高热量、高脂肪类食物，炒烩蔬菜时尽量选用植物油。

分配餐次：把一天的进食总量分成 4~6 餐，每餐摄入量减少，可以避免因一次进食大量食物造成血糖快速上升。但是，孕妈妈不要为了控制血糖过度限制饮食，这会降低免疫力，不利于身体健康。

妊娠期糖尿病食谱推荐（1900 千卡）

进餐时间	进食食物	可替换食物
早餐 （8:00）	蔬菜水饺 （6 个）	玉米 1 根（200 克）+ 面包片 1 片（35 克）/ 菜包 2 个 / 荞麦面（50 克）/ 杂粮粥（50 克）
	鸡蛋 1 个	鹌鹑蛋 6 个
	牛奶 250 克	无糖牛奶 400 克
上午加餐 （10:30）	梨 1 个	黄瓜 / 西红柿 / 桃子 / 苹果等少量
午餐 （12:00）	米饭（75 克）	杂粮饭（75 克）/ 杂粮粥（1.5 碗）/ 荞麦面（满碗）
	猪瘦肉（60 克）	蒸鱼（120 克）/ 牛羊肉（80 克）/ 去皮禽肉（80 克）/ 虾（120 克）/ 猪肝（80 克）/ 豆腐（180 克）
	菜心（150~250 克）	白菜 / 菠菜 / 芹菜 / 西葫芦 / 蘑菇等（150~250 克）
下午加餐 （15:30）	圣女果（200 克）	黄瓜等（200 克）
	核桃（2 个）	花生米（5 颗）/ 腰果（15 颗）/ 瓜子（1 把）
	苏打饼干（6 片）	玉米 1.5 根（300 克）/ 芋头（150 克）/ 土豆（150 克）/ 无糖全麦面包（50 克）/ 山药（200 克）
晚餐 （18:00）	米饭（75 克）	杂粮粥（75 克）/ 杂粮饭（75 克）/ 荞麦面（75 克）
	蒸鱼（120 克）	猪瘦肉（60 克）/ 牛羊肉（80 克）/ 去皮禽肉（80 克）/ 虾（120 克）/ 猪肝（80 克）/ 豆腐（180 克）
	油菜（150~250 克）	白菜 / 菠菜 / 芹菜 / 西葫芦 / 蘑菇等（150~250 克）
晚上加餐 （21:00）	脱脂牛奶（250 克）	低脂、脱脂无糖酸奶（200 克）
	面包片 1 片（35 克）	苏打饼干（4 片）/ 芋头（100 克）/ 土豆（100 克）/ 玉米 1 根（200 克）

（注：食物重量为生重，即加工前的重量）

注意事项

1. 不吃白米粥、油腻的食物以及含奶油的食物、糖分高的水果（香蕉、提子、红枣、荔枝等）。

2. 每天饮用白开水 1500~1700 毫升，避免在餐前、餐后大量饮水。

3. 每天摄入牛奶 500 克，可分次饮用。

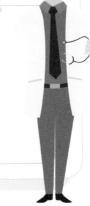

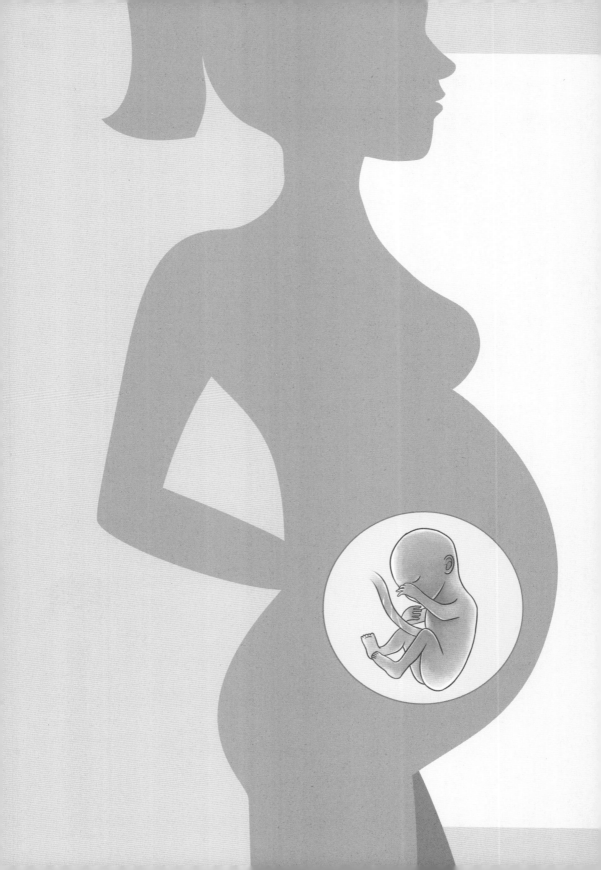

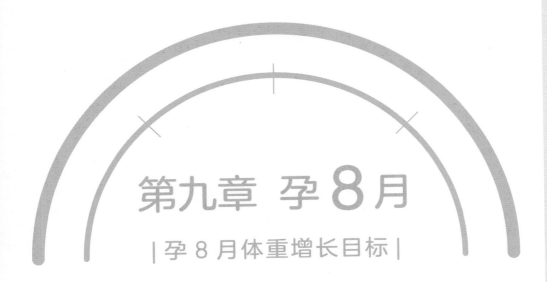

第九章 孕8月

|孕8月体重增长目标|

体重偏轻的
孕妈妈本月增长
目标：

2.2 千克

体重标准的
孕妈妈本月增长
目标：

1.6 千克

体重偏重的
孕妈妈本月增长
目标：

1.2 千克

体重增长知多少

　　孕晚期孕妈妈最明显的变化就是体重的增加，孕期合理控制体重有助于顺利分娩。

孕晚期体重平均增幅

　　孕晚期胎宝宝生长速度最快，孕妈妈很容易饿，不小心就摄入过多的营养。进食过多会导致营养过剩、体重超标，而且会增加孕育巨大儿的概率，造成分娩时的难产，增加剖宫产的概率。孕妈妈要保持适当的运动，在合理范围内增加体重。

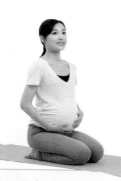

孕前体型	孕晚期体重增长（千克／周）
偏瘦	0.51（0.44~0.58）
正常	0.42（0.35~0.50）
偏胖	0.28（0.23~0.33）
肥胖	0.22（0.17~0.27）

孕晚期如何控制体重

1. 均衡饮食：到了孕晚期，孕妈妈在平衡膳食的基础上，要尽量减少高脂肪、高糖的加工食品。

2. 避免太油腻的食物：孕妈妈注意不能吃得过于油腻，避免油炸食品。

3. 做凯格尔运动：孕中晚期，孕妈妈可以做凯格尔运动，改善血液循环，增加分娩动力，有利于顺利生产。

4. 少吃零食：如果孕妈妈体重超标，日常饮食要避免摄入巧克力、甜点、坚果等零食。

5. 水果要适量：水果含有丰富的维生素，但不能无限制地吃，因为水果含有大量的糖分，容易发胖，并可能导致妊娠期糖尿病。

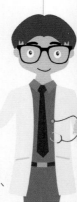

每周体重增加 350~500 克

孕晚期是胎宝宝快速生长的又一个时期。从现在开始到分娩，孕妈妈的体重平均增加 5 千克。孕妈妈如果每周体重增加 350 克，表明饮食摄入合理，是正常的增速，这时候体重每周增加 500 克也是正常的，但最好不要超过这个数值。

孕晚期体重增长较快，孕妈妈不要盲目节食，要保证摄入足够的营养，提供合理的食谱。孕晚期，不要天天喝浓汤，尤其是脂肪含量较高的汤，可以喝一些含蛋白质、维生素、矿物质的清汤，避免孕妈妈体重过度增长。

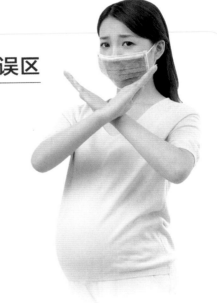

控制体重避免 3 个误区

只吃粗粮

许多孕妈妈在孕晚期会便秘，如果粗粮吃太多而饮水不足，会造成腹胀，加重便秘，久而久之容易得痔疮。

不吃主食

主食以碳水化合物为主，1 克碳水化合物产生 4 千卡的热量，相比一些食物中存在的隐含糖，主食反而因为提供饱腹感且热量相对较低，有利于控制体重。比如 600 毫升的啤酒大约等于 1 个馒头（100 克），一个鸡翅的热量约是 150 克米饭。

孕妈妈不能通过过度限制碳水化合物的方式来控制体重。人体碳水化合物供应不足，就会动用蛋白质及脂肪来供应，大量脂肪氧化，会生成酮体，导致酮症甚至酮症酸中毒。

只有谷物算主食

主食包括了米、面、杂粮、薯类等食材。所以吃了土豆、红薯、南瓜等富含淀粉的食物后，要适当减少吃其他主食的量。因为这些食物所含热量要比普通蔬果高，长期大量吃而不减少其他主食会导致肥胖。

营养饮食规划

孕 8 月，胎宝宝体重增加迅速，孕妈妈体重也会稳步上升。每天除了正常饮食，需要适当提高碳水化合物、蛋白质在饮食中的比例，以满足胎宝宝生长的热量需求。同时要注意主食粗细搭配，也要注意不能营养过剩，以免体重增加过快。适当控制盐的摄取量。

孕晚期营养总原则

1. 少食多餐，睡前喝一杯温牛奶。不要用豆浆代替牛奶。

2. 避免高热量食物，以免体重增长过快。

3. 不宜多吃坚果，以不超过 25 克为宜。

4. 高糖水果不宜多食。摄入过多糖分，多余的糖就会转化为脂肪，所以过量吃水果也是会长胖的。不要一次摄入过多。

5. 坚持低盐饮食，控制每天盐的摄入量。

不要吃凉食

到了孕晚期，孕妈妈容易感觉身体发热，心口发慌，烦躁、不耐热，会特别想吃一些凉的食物。但凉的食物会使腹中的胎宝宝躁动不安，并且对内脏刺激大。孕妈妈可以多喝水，勤排尿，促进身体代谢。

全麦面包营养价值高

孕妈妈摄入碳水化合物的量应占到总热量的 50%~65%，每天摄入主食应达到 250~400 克。

如果孕妈妈体重增长过快，可以适当食用全麦面包。全麦面包没有去掉外面麸皮和麦胚，含有丰富的膳食纤维、B族维生素、锌、钾等营养物质。孕妈妈在购买时，要注意很多全麦面包的配料是小麦粉，并不是全麦面包，要谨慎购买。

每周食用 2~3 次鱼类

　　孕晚期是胎宝宝脑细胞快速增长的高峰期，充足的必需脂肪酸有利于促进大脑发育。每周食用 2~3 次鱼类，可以提供对胎宝宝大脑发育有重要作用的 $\omega-3$ 和脂肪酸。

　　此外，鱼类含有丰富的蛋白质。孕晚期是蛋白质在体内储存相对较多的时期，需要孕妈妈增加蛋白质的供给。中国营养学会建议孕晚期蛋白质的摄入量在非孕期的基础上增加 30 克左右，即每天应该摄取 85 克，其中动物性食物中的蛋白质达到食物总蛋白的 50%。多食用一些鱼类，可以满足身体对蛋白质的大部分需求。

多摄入蔬果里的维生素 C

　　维生素 C 是人体所必需的维生素，能够增强免疫系统的抗感染能力，促进伤口愈合和胶原蛋白的合成。此外，还可以促进孕妈妈对铁的吸收。

　　因为维生素 C 不能在身体储存，孕妈妈需要每天摄入。新鲜蔬果中维生素 C 含量最丰富，经过储存的食物维生素 C 含量会降低。维生素 C 在烹调过程中不稳定，因此一些蔬菜稍微烹调或生吃会更好。

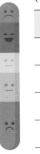

孕期推荐量为每天 100-115 毫克（相当于 2 个猕猴桃）。

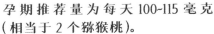

食物	食用量	维生素（毫克）
猕猴桃	1个（约80克）	46
红彩椒	80 克	132
西蓝花	80 克	44
草莓	80 克	55

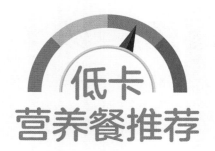

低卡
营养餐推荐

一周饮食推荐

　　孕晚期，不断增大的子宫对胃肠道产生压力，容易使胃酸反流，导致孕妈妈出现胃灼热，没有食欲。建议孕妈妈少食多餐，每天进食 5~6 餐，以清淡、容易消化的食物为主。孕妈妈可以参照以下推荐食谱安排自己的饮食。

	早餐	午餐	加餐	晚餐	加餐
第一天	山药粥、青菜饼、鸡蛋	牛肉意面、南瓜土豆泥、煎三文鱼	玉米西红柿羹	南瓜小米粥、玉米发糕、丝瓜金针菇	全麦面包
第二天	红枣豆浆、煎蛋饼、豌豆玉米丁	米饭、芹菜炒香干、菠萝鸡翅	奶蛋布丁	红豆饭、羊肉冬瓜汤、芝麻拌菠菜	麦麸饼干
第三天	西红柿鸡蛋炒饭、蔬菜沙拉、豆浆	二米饭、西红柿炖牛腩、肉末炒扁豆	南瓜饼	花卷、鸭血鸡蛋豆腐汤、蒜蓉茼蒿	猕猴桃
第四天	牛肉粥、煎鸡蛋、金针菇拌莴笋丝	米饭、乌鸡汤、杏鲍菇炒肉	核桃莲藕汤	香菇瘦肉粥、豌豆炒虾仁、杏鲍菇炒西蓝花	低脂牛奶
第五天	牛肉蒸饺、牛奶、白灼芥蓝	米饭、花生猪蹄汤、青菜炒香菇	银耳花生汤	西红柿菠菜面、香菇炒茭白、酱牛肉	西柚
第六天	玉米红豆粥、卷饼、木耳炒山药	烙饼、清蒸鲈鱼、西红柿菜花	奶香蛋糕	薏米红枣百合粥、口蘑肉片、黄花菜炒猪肝	紫菜卷
第七天	牛奶、火腿三明治、双味毛豆	什锦饭、猪肉焖扁豆、荷塘小炒	香蕉	小米粥、香菇炒油菜、莲藕牛腩汤	香煎豆渣饼

煎鳕鱼

原料 鳕鱼 200 克, 柠檬半个, 鸡蛋、淀粉、盐各适量。

做法

1. 柠檬洗净, 榨汁。

2. 鳕鱼洗净, 切块, 加盐腌制, 放入少许柠檬汁。

3. 鸡蛋打散, 放入淀粉搅拌均匀。

4. 油锅烧热, 用鳕鱼块裹上鸡蛋液, 放入锅中, 煎至金黄即可。

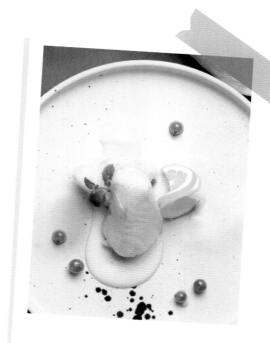

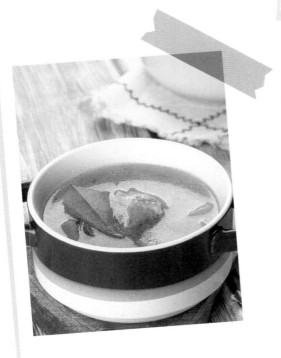

冬瓜鸭肉汤

原料 鸭子 1 只, 冬瓜 100 克, 姜片、盐、红枣各适量。

做法

1. 鸭子去内脏, 处理干净, 切块; 冬瓜洗净, 切块; 红枣洗净。

2. 鸭块放入冷水锅中, 大火煮 10 分钟, 捞出沥干。

3. 鸭块、姜片放入汤煲内, 倒入足量水, 大火煮开后转小火煲 90 分钟。

4. 下入冬瓜块、红枣, 继续煲至冬瓜熟软, 加盐调味即可。

麻酱菠菜

😋 **原料** 菠菜 200 克，姜末、蒜末、芝麻酱、盐、香油、醋各适量。

😋 **做法**

1. 菠菜洗净，放入沸水中焯烫。

2. 将芝麻酱、姜末、蒜末、盐、香油、醋一同放碗内搅匀调汁。

3. 将放凉的菠菜切成段，淋上调好的麻酱汁即可。

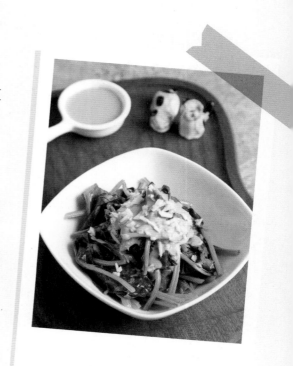

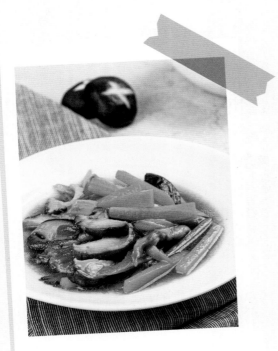

田园小炒

😋 **原料** 西芹 100 克，鲜香菇、蘑菇、胡萝卜各 50 克，盐适量。

😋 **做法**

1. 西芹洗净，切段，入沸水中焯烫一下，捞出沥干。

2. 香菇、蘑菇洗净，切块；胡萝卜洗净，切条。

3. 锅内放油烧热，依次放入芹菜段、胡萝卜条、香菇块、蘑菇块，翻炒均匀。

4. 烹入少许水，炒至断生，出锅前加盐调味即可。

排骨玉米汤

原料 排骨 200 克，玉米 1 根，胡萝卜半根，盐适量。

做法

1. 排骨洗净，切块，放入沸水中焯烫，捞出沥干；玉米、胡萝卜洗净，玉米切段，胡萝卜切厚片。

2. 将排骨块、玉米段、胡萝卜片放入锅中，加入适量水，大火煮沸后转小火煮 2 小时。

3. 出锅前加盐调味即可。

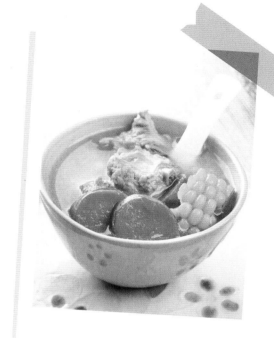

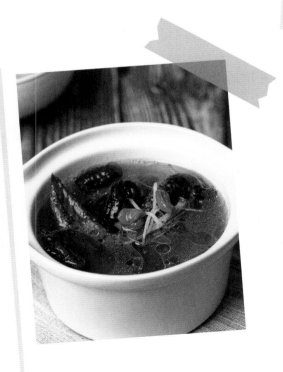

红枣乌鸡汤

原料 乌鸡 1 只，红枣、枸杞子、葱丝、姜丝、盐各适量。

做法

1. 乌鸡收拾干净，切块。

2. 锅内放入乌鸡块、红枣、枸杞子、葱丝、姜丝，加入适量清水，大火煮沸后转小火煮 1 小时。

3. 出锅前加入盐调味即可。

瘦孕真的很容易

本月运动安全指导

孕8月，孕妈妈的肚子更大了，身体的重心往后移，腰背承担着更多的力量，容易有腰酸背痛以及呼吸不畅等感觉。孕晚期，适合做一些舒缓的动作，有助于缓解肌肉酸痛。

以安全舒适为主

孕晚期，宝宝长得越来越大，子宫体积增大，使横膈上升推挤心脏向左上方移位，影响心脏的正常血液循环。活动量稍大，就会出现心慌气短的现象。

到了最后几周，胎宝宝下降至骨盆后，孕妈妈的呼吸才会变得顺畅起来。因此，孕晚期孕妈妈要根据自己的身体状况决定运动量，以安全舒适为主。

孕晚期的充足休息对孕妈妈及胎宝宝都非常重要，但是休息并不等于不运动，还是要有一定的锻炼，尤其是锻炼盆底肌，能够增强会阴肌肉的耐力和控制能力，有助于顺利分娩、产后会阴撕裂的愈合及预防产后痔疮。

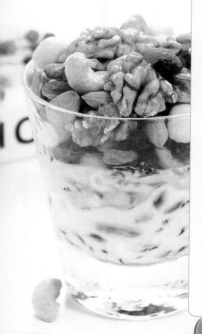

孕晚期日常生活注意事项

孕8月，孕妈妈的腹部已经挡住了向下看的视线，以致走路时看不到脚下的路。孕妈妈外出时最好有家人陪同，避免出现跌倒、撞到腹部等情况。着装注意轻便、宽松。

1. 孕妈妈不可空腹运动。出门时随身携带一些零食，如香蕉、坚果等。如果感到软弱无力，热量不足，可以随时吃一些小零食补充体力。

2. 下楼时要握住扶手防止身体前倾、跌倒。上楼时拉住扶手，可以借助手臂的力量来减轻腿部的负担。

3. 平时行走时，应该抬头、挺直后背、伸直脖子、收紧臀部，保持全身平衡，稳步行走。

注意保护身体部位

　　孕妈妈的身体每天都在发生微妙的变化，到了孕晚期，更要密切关注自己身体的变化。

保护脚部，缓解水肿

　　脚部支撑了人体的所有重量，随着体重的增加，脚部承受的压力也更大。不少孕妈妈会发现孕期脚部浮肿，虽然这种情况在分娩之后会有所缓解，但怀孕期间也要注意护理脚部。

　　适当用热水泡脚，可以加快全身血液循环，舒缓脚步压力。如果发现脚部变大，及时更换大一码的鞋子。

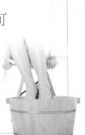

保护好私密处，预防感染

　　女性的私密处结构比较复杂，本来就容易藏污纳垢，引发炎症。怀孕后，孕妈妈的分泌物增加，如果不注意护理，很可能会引起尿路感染等疾病，对于胎宝宝和自身健康都不利。

　　孕妈妈应每天使用温水清洗私密处，经常更换内裤。孕妈妈的内衣裤要单独清洗，洗后在阳光下曝晒杀毒。

保护腹部，预防早产

　　胎宝宝和子宫的位置都处在腹部，而且随着孕期周数的增加，腹部会越来越隆起。腹部对孕妈妈来说是首先要保护好的部位。

　　不要刺激腹部。孕妈妈在孕晚期不要到人多的地方，或在上下班高峰时外出，因为孕妈妈重心不稳，很容易有跌倒的危险。

　　孕晚期，孕妈妈凸起的腹部很容易受到刺激，要注意减少夫妻性生活。

　　孕妈妈要注意身体的保暖，尤其是腹部。冬季天气寒冷，可以使用热水袋，但要避免温度过高。

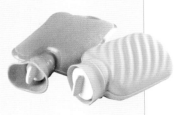

孕妇体操

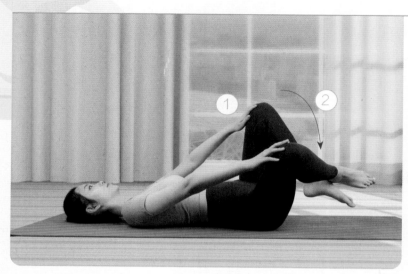

1.身体平躺，双手扶住膝盖。膝盖慢慢分开，不要压迫肚子。

2. 吸气，将身体轻轻地向右推动，让右手臂接触地面；呼气，回到中间。

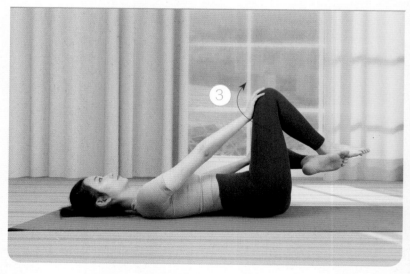

3. 呼气，向左侧摇摆；吸气回正，呼吸再到右侧。

注：全书模特仅做示意展示，孕妈妈需要根据实际情况和医嘱进行练习。

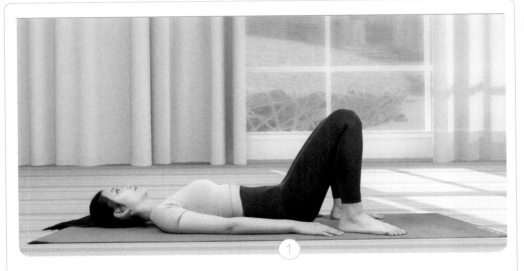

1. 身体平躺，将双腿收回来，双腿慢慢分开，大于臀部宽。身体放松，手掌心朝下。

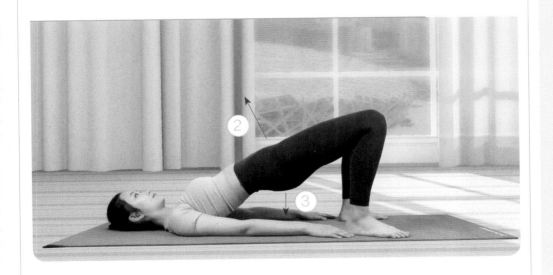

2. 轻轻吸口气，呼气时，将尾骨抬起，保持一会儿。

3. 慢慢地放下，再起吸气，抬起尾骨，呼气放下。

💚 **注意**：吸气、呼气时，轻轻抬起尾骨、臀部、腰部，幅度以感到舒适为宜。

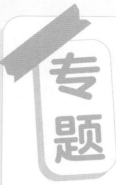

不做早产妈妈

在医学上，孕周满 37 周就可以算足月了。孕 37 周之前出生的新生儿称为早产儿。同样是早产儿，孕周不同差别也很大。

早产儿的存活率

宝宝提前出生能不能存活很大程度上取决于心肺功能的发育程度。下面是宝宝心肺发育的各个时间段。

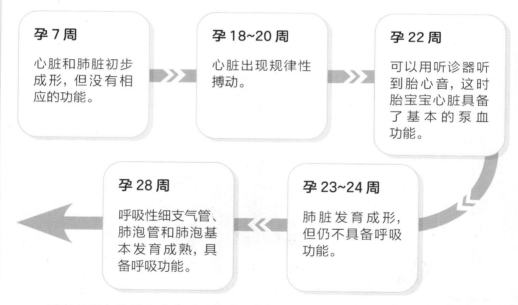

孕 7 周
心脏和肺脏初步成形，但没有相应的功能。

孕 18~20 周
心脏出现规律性搏动。

孕 22 周
可以用听诊器听到胎心音，这时胎宝宝心脏具备了基本的泵血功能。

孕 28 周
呼吸性细支气管、肺泡管和肺泡基本发育成熟，具备呼吸功能。

孕 23~24 周
肺脏发育成形，但仍不具备呼吸功能。

早产对宝宝的健康生命威胁较大。由于早产儿身体没有完全发育好，各器官相对不成熟，对疾病的抵抗力较差，有可能引发一系列病症和危险。要预防早产，孕妈妈在生活和工作中要多加注意。

孕 24~28 周出生的宝宝，由于肺功能仍然发育不全，需要依靠呼吸机来维持呼吸。孕 28 周的宝宝，通常具备良好呼吸能力，存活率能够达到 85%，当到孕 34 周时，胎宝宝各系统基本发育成熟，这时的存活率能达到 90% 以上。

早产发生的原因

　　大部分的早产是自然发生的。孕妈妈的羊水提前破裂，或者在没有宫缩的情况下宫颈口开大，都可能导致早产。引起早产的原因很多，主要是母胎双方面的。

胎宝宝方面原因包括：双胎、多胎、羊水过多或过少、胎宝宝畸形、前置胎盘和胎盘早期剥离、胎位异常、胎膜早破、胎宝宝有先天疾病或宫内感染等。

孕妈妈自身原因包括：各种急慢性感染、甲亢、严重贫血、妊高征、子宫畸形、宫颈松弛、剧烈活动、性生活刺激、腹部外力撞击、过度劳累、重度营养不良、情绪剧烈波动、吸烟、饮酒以及非法使用药物等。

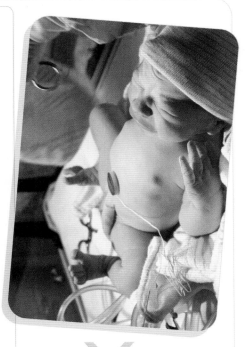

如何预防早产

　　早产是可以预防和治疗的，如果胎膜没破，医生会选择抑制宫缩，尽可能延长孕周，避免早产。在医生建议下，孕妈妈可以服用抑制宫缩的药。

减少性行为：如果有早产的征兆，准爸妈要避免性行为。孕期性行为容易引起孕妈妈宫缩，进而导致早产。

保持良好的卫生：孕妈妈应每天清洗私密处，避免泌尿生殖道感染，否则容易造成宫颈炎，导致胎膜早破。

调节情绪：紧张、焦虑等情绪会引发早产，这些情绪能改变免疫功能的神经内分泌调节作用，使机体对羊膜腔内感染或炎症的易感性增强。

避免劳累：尤其是被诊断为宫颈张开的孕妈妈要特别注意不要有大幅度的动作，运动以散步为主，避免久坐久站和过度劳累。

留意异常宫缩：进入孕 7~8 月时，一天子宫可能会有 3~5 次的收缩，属于正常现象。如果出现异常，宫缩频繁，就需要引起孕妈妈注意了。

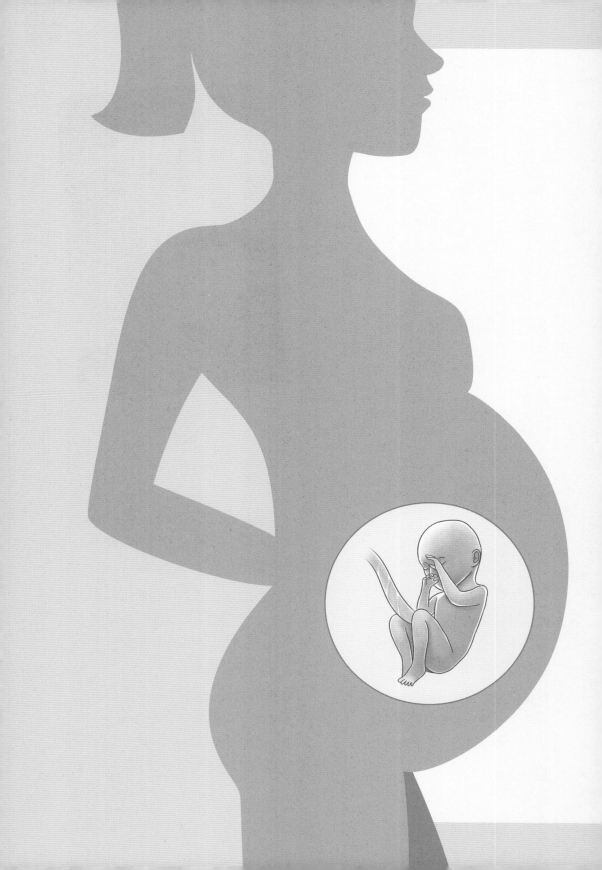

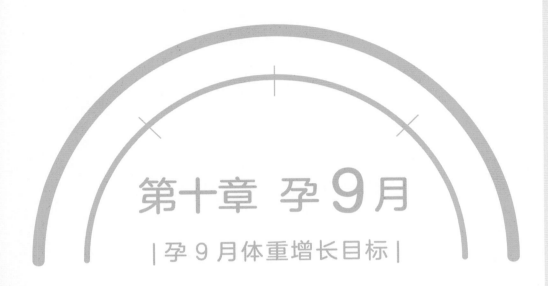

第十章 孕9月

|孕9月体重增长目标|

体重偏轻的
孕妈妈本月增长
目标：

2.2 千克

体重标准的
孕妈妈本月增长
目标：

1.7 千克

体重偏重的
孕妈妈本月增长
目标：

1.2 千克

体重增长知多少

宫缩是分娩的先兆，但有时候宫缩并不是真的要分娩，而是假宫缩。假宫缩在时间、间隔、强度等方面都跟规律的真宫缩有着明显差别。

分辨真假宫缩

孕妈妈腹部发紧要注意了。在孕晚期，肚子发硬是分娩的征兆之一。此时，子宫已经开始为分娩做准备，孕妈妈经常会出现腹部发紧、发硬的情况，不时地感觉到轻微的子宫收缩，但感觉并不明显，没有规律性，持续时间短，这都是假宫缩，不会引起真正分娩。假宫缩频繁发生后，真宫缩随时会来，孕妈妈要密切注意临产征兆。

	假宫缩	真宫缩
出现时间	28 周开始出现	预产期前开始出现
是否规律	不规律	规律
间隔时间	宫缩时间逐渐延长	宫缩时间缩短
持续时间	持续时间缩短	一直持续
宫缩强度	逐渐减弱	逐渐增强
疼痛范围	局限于下腹部	腰背部及下腹部
症状改变	休息后症状改变	无法停止

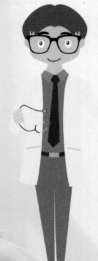

面对宫缩这么做

如果是假宫缩，孕妈妈要注意休息，平卧，深呼吸放松腹部。出现假宫缩后，肚子持续发硬、发紧，无法缓解时，要及时去医院。

出现了明确的规律性宫缩，或者出现了胎膜早破、胎动异常、超过月经量的出血情况等，要尽快去医院。此外，孕妈妈应当调整好身体和心理状态，不要慌乱和着急。

孕晚期体重增长较快

孕晚期，孕妈妈每周增重要控制在 0.5 千克以内。孕晚期胎宝宝的发育较快，这段时间孕妈妈即使没吃什么东西体重也会上升很快，胎宝宝大部分的体重都是在孕晚期长上来的。因此，孕妈妈要及时调整饮食和运动，使体重增长在一个合理的范围内。

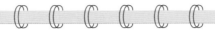

盐每天少于 5 克：孕晚期水肿严重，建议清淡低盐饮食。

油脂每天少于 25 克：尽量食用植物油，不要食用动物油（猪油、黄油）。

补充蛋白质：食用去皮禽肉、鱼虾等低脂肉类。

坚果：每天吃 2 颗核桃，不宜过量。

牛奶 300~500 克：可以喝脱脂或低脂牛奶。

海鱼：一周 2 次。

蔬菜 400~500 克：增加维生素和膳食纤维的摄入，可有效帮助肠胃蠕动，减少便秘。

主食每天 300~350 克：其中全谷物和杂豆 75~150 克，薯类 75 克。

水果 2 个拳头大小：尽量选择含糖量低的水果，在两餐之间食用。

每天喝水 1700 毫升：在早上或者下午的两餐之间饮用。

夜间尽量不要加餐。

适当控制饮食

这个阶段少吃高糖、高盐的食物，多吃些优质蛋白质食物、粗粮以及适量水果，避开热量高、油腻的油炸食品。晚餐不宜吃得过迟、过量，饮食宜清淡。进餐时要细嚼慢咽，以减轻胃部负担、利于消化，不要用水果代替蔬菜。减少不健康的烹饪方式，比如糖醋、油炸以及荤汤。孕妈妈要保持适当运动。孕期活动量过少的孕妈妈，更容易在临产时出现分娩困难、难产的情况。

饮食营养规划

孕晚期，胎宝宝生长速度快，孕妈妈体重仍然会稳步增加。这时候除正常饮食外，要注意监控体重是否增加过快，在保证营养的基础上注意调节摄入量。

通过饮食调节心情

如果孕妈妈产前比较焦虑，有抑郁情绪，除了加强心理调节外，适当的饮食调理也有好处。香蕉中含有可使神经"坚强"的色氨酸，还能形成血清素，它能使人感受到幸福。谷类食物含有大量复合碳水化合物，有助于抗忧郁。此外，人脑需要维生素、矿物质来转化葡萄糖，因此也要多吃绿叶蔬菜及含镁丰富的食物。

用蔬菜代替部分水果

孕晚期，胎宝宝发育十分迅速，如果孕妈妈体重增长过快，应适当限制热量的摄入。因大多数水果含糖量大于蔬菜，多余的糖分转化为脂肪，会使孕妈妈变得更胖。这时可以用生吃蔬菜代替部分水果，如西红柿、黄瓜、生菜等。

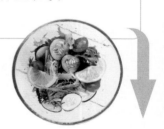

警惕营养过剩

孕晚期如果营养过剩，会增加妊娠期并发症的风险。如果孕妈妈身体健康，不要盲目进补。孕晚期需要增加 450 千卡热量、30 克蛋白质、200 毫克钙、9 毫克铁。在膳食平衡的基础上，每天饮奶量增至 500 克、鱼禽蛋肉类增至 175~225 克。每周摄入 1~2 次动物血和肝脏，每次 20~50 克。

预防便秘怎么吃

便秘是孕晚期较为普遍的症状，主要是由增大的子宫压迫肠道，导致不能正常排便，从而出现便秘。

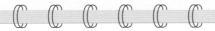

孕期便秘不容忽视，可以这样吃：

1. 早上起床后小口慢喝 1 杯温开水。

2. 保证充足的 B 族维生素摄入，尤其是维生素 B_1 有促进食物消化吸收与排泄的功效。

3. 多吃富含膳食纤维的食物。

4. 每天摄入坚果 10~15 克，烹调油 25 克。肠道缺乏油脂润滑也会导致排便困难。

5. 适当饮用乳酸菌饮品。

6. 每天 50 克豆制品。豆类含有低聚糖，有利于肠道有益菌群增殖。

7. 少吃辛辣刺激性食物。

除了饮食调理外，孕妈妈还要保持心情愉悦，适当运动，定时排便，避免如厕时间过长。

熏烤类的食物香气诱人，但其中可能含有致癌物质，孕妈妈不宜多吃

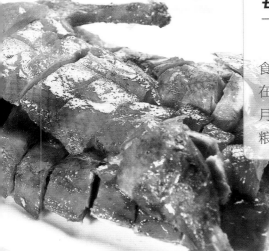

每周体重增长 250~500 克

孕晚期，孕妈妈要注意少吃高热量的食物，避免体重增长过快，每周增加体重在 250~500 克，不宜超过 500 克。蜜饯、月饼、熏烤类的食物不要多吃，注意粗细粮搭配，每天吃 1~2 个水果即可。

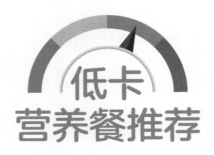

低卡
营养餐推荐

一周饮食推荐

　　进入孕9月，在饮食上应以少食多餐、清淡、营养为原则。为了满足胎宝宝发育需要，这一时期，孕妈妈的饮食应含有丰富的钙、磷、铁、碘、蛋白质、多种维生素，同时应进食富含膳食纤维的蔬果，以缓解便秘和痔疮。

	早餐	午餐	加餐	晚餐	加餐
第一天	芝麻饼、牛奶、凉拌紫甘蓝	米饭、鱿鱼炒芹菜、冬瓜汤	橙子	西红柿鸡蛋面、香菇油菜、莲藕蒸肉	牛奶、板栗
第二天	玉米粥、鸡蛋拌豆角	黑豆饭、什锦烧豆腐、海带排骨汤	牛油果虾仁沙拉	蛋炒饭、香煎三文鱼、金针菇拌莴笋	松子、酸奶
第三天	黑芝麻糊、鸡蛋、生菜沙拉	扁豆焖面、虾仁豆腐、香菇炖鸡	低脂牛奶、饼干	牛肉意面、菜花沙拉	混合坚果、酸奶
第四天	烙饼、猪肝粥	虾肉水饺、银耳百合汤、韭菜炒鸡蛋	紫菜卷	打卤面、菜花鸡丁	红豆西米露
第五天	鸡蛋、红薯粥、素菜包	南瓜饼、清蒸排骨、鱼肉白菜豆腐汤	苹果	南瓜粥、豆渣饼、香菇炖面筋	虾皮麦片粥、圣女果
第六天	五谷豆浆、全麦面包、香蕉	米饭、凉拌芹菜、清蒸鱼、菠菜紫菜汤	牛奶、烤馒头片	碎菜瘦肉粥、红枣小米发糕、盐水猪肝	煎鸡胸肉、黄瓜
第七天	牛奶、鸡蛋饼拌茼蒿	鸡丁饭、木耳炒油菜、西红柿蛋花汤	蔬果汁	米饭、豆腐娃娃菜、清蒸鲈鱼	香蕉

蒜香空心菜

原料 空心菜 200 克，蒜末、白糖、盐、香油各适量。

做法

1. 空心菜洗净，切段。

2. 水烧开，放入空心菜焯烫一下，捞出沥干。

3. 将蒜末、白糖、盐、香油和少量水调匀，拌成调味汁，将调味汁和空心菜拌匀即可。

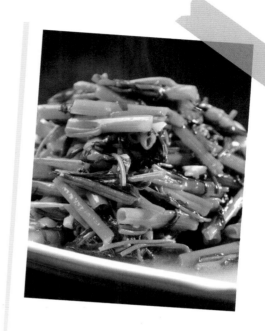

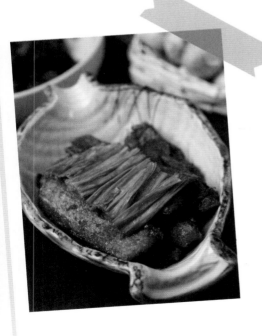

腐竹烧带鱼

原料 带鱼 1 条，干腐竹 50 克，老抽、料酒、葱段、姜片、醋、盐、白糖各适量。

做法

1. 带鱼洗净，切段，用老抽、料酒腌 5 分钟；腐竹洗净，用水泡发后切段。

2. 锅内放油，放入带鱼段煎至金黄，捞出。

3. 锅底留油，放入葱段、姜片煸炒，放入带鱼段，加入醋、盐、白糖，倒入适量水，放腐竹段，炖至熟透收汁即可。

豆芽排骨汤

😊 **原料** 黄豆芽 100 克, 排骨 150 克, 盐适量。

😊 **做法**

1. 黄豆芽洗净; 排骨切块, 放入沸水中焯烫一下, 捞出沥干。

2. 将黄豆芽、排骨块放入锅中, 加适量水, 大火煮沸后转小火炖熟, 最后加盐调味即可。

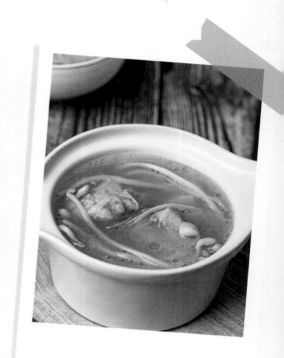

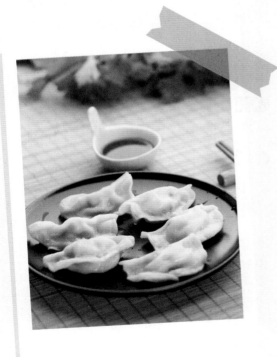

香菇虾肉饺子

😊 **原料** 饺子皮 25 个, 猪肉末、虾仁各 50 克, 鲜香菇 3 个, 胡萝卜半根, 盐适量。

😊 **做法**

1. 胡萝卜洗净, 切碎; 香菇洗净, 切碎; 虾仁洗净, 切碎。

2. 将猪肉末、虾仁碎、香菇碎、胡萝卜碎搅拌均匀制成馅料, 加入适量盐调味, 用饺子皮包好。

3. 清水烧开, 下入饺子煮熟即可。

苦瓜炖牛腩

😋 **原料** 牛腩 200 克，苦瓜 150 克，盐适量。

😋 **做法**

1. 牛腩洗净，切块，入油锅中炒熟；苦瓜洗净，去子，切块。

2. 加清水没过牛肉块，炖约 1.5 小时。

3. 加入苦瓜块，炖 10 分钟，出锅前加盐调味即可。

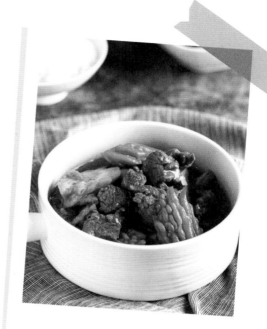

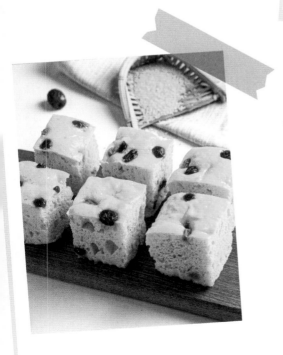

红枣小米发糕

😋 **原料** 小米面 100 克，中筋面粉 80 克，红枣 4 颗，酵母、白糖各适量。

😋 **做法**

1. 将小米面、中筋面粉、酵母放入盆中，加入适量清水和成面团；红枣洗净，去核，切碎。

2. 将红枣碎混入面团，醒发 2 小时。

3. 将醒好的面团放入蒸锅，蒸熟后切块即可。

本月运动安全指导

孕晚期，孕妈妈容易产生疲惫感，并且由于身体越来越不便，喜欢侧卧着。其实，孕妈妈在孕晚期多锻炼身体，能够缩短产程，对身体健康有益。合适的运动不仅可以缓解身体不适，还有助于分娩。

坚持运动缓解不适

缓解腰酸的运动：坐姿扭转。孕妈妈双腿盘坐，左手放右膝盖，右手支撑腰部，身体慢慢向右转动，下巴与肩平齐，深呼吸，坚持几次，换另一侧。

缓解颈部不适：孕妈妈朝天空 45 度，用下巴慢慢地写自己的名字或者写"米"，每天锻炼 10 分钟。仰头时，尽量头向后仰，侧头时也尽量多侧一点，感觉颈部被拉伸。

缓解腿脚水肿：孕妈妈坐在床上，抬起右脚转动脚踝，然后换左脚转动脚踝，重复 10 次。

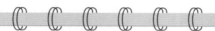

2 种运动帮助顺产

凯格尔运动

凯格尔运动主要是锻炼盆底肌，以便更好地控制尿道、膀胱、子宫和直肠。研究表明，加强盆底肌锻炼有助于产后会阴撕裂的愈合及预防产后痔疮。

1. 收紧阴道周围的肌肉，像憋尿一样。

2. 保持收紧状态，从 1 数到 4，然后放松，如此重复 10 次，每天坚持做 3 次。

下蹲运动

下蹲运动可以增强大腿肌肉的力量，并帮助打开骨盆。

1. 站在椅子后面，双脚与肩同宽，脚尖向外，双手扶住椅背。

2. 收腹、挺胸，肩部放松，然后降低尾骨向地板移动，就好像坐在椅子上，找到一个平衡点，尽量将重心移向脚后跟。

3. 深呼吸，然后缓慢站起，重复数次。

拉玛泽呼吸法

拉玛泽呼吸法可以缓解孕妈妈分娩疼痛。它能帮助孕妈妈在分娩过程中，将注意力集中到呼吸上，从而减轻生产痛楚，帮助孕妈妈克服恐惧，轻松生产。

准备阶段：孕妈妈可以盘腿而坐，放一段舒缓的音乐，让自己的身体放松下来。训练时要特别注意，如果感到累了就停下来，不要憋气。

胸腹呼吸法	宫颈口扩张 2~3 厘米时。子宫每 5~20 分钟收缩一次，每次持续 30~60 秒。随着宫缩的节奏来调整呼吸	用鼻子慢慢吸气，同时感觉胸部微微凸起，再用嘴缓缓吐气，胸部恢复原位，腹部始终保持放松状态	
轻浅呼吸法	宫颈口扩张 3~9 厘米时。子宫每 2~4 分钟就会收缩一次，每次持续 45~60 秒	在胸式呼吸基础上，根据宫缩速度和强度来调整呼吸的速度和深度。宫缩变快变强，呼吸变快变浅	练习时连续 20 秒
浅的呼吸法	宫颈口扩张 7~10 厘米时。子宫每 60~90 秒就会收缩一次，每次持续 30~90 秒	先将空气排出后，深吸一口气，接着快速做 4~6 次的短呼气，感觉就像在吹气球	练习时每次呼吸能够稳定到 45 秒，并逐渐加长，直到 90 秒为止
吹蜡烛运动	第一产程的最后。这时不需太用力	先深呼吸一口气，接着短而有力地哈气；可以浅吸 4 次，接着一次吐出所有的气	练习时保持至少 90 秒
用力推	宫颈口全开，胎宝宝即将娩出	下巴前缩，略抬头，用力使肺部的空气压向下腹部。需要换气时，保持原有姿势，马上把气呼出，同时马上吸满一口气，继续憋气和用力，直到宝宝娩出	练习时每次保持 60 秒，适度用力

瘦孕真的很容易

孕妇体操

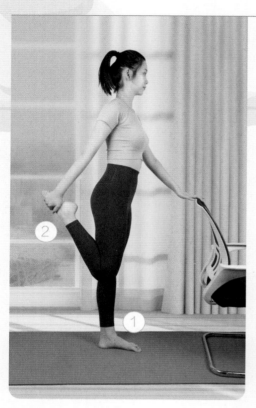

舞王式

1. 身体面向椅子，双腿分开。

2. 左手扶住椅背。右手抓住右脚脚踝。吸气，放松身体。

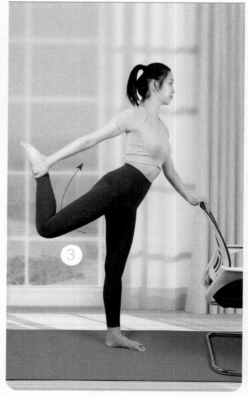

3. 呼气时，将右腿向后退向上提。保持 2 个呼吸。可以根据自己的情况决定幅度。

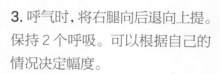

注：全书模特仅做示意展示，孕妈妈需要根据实际情况和医嘱进行练习。

站姿髋部提转式

1. 双腿大大地分开，膝盖微微弯曲，双手放在腰部。

2. 将髋部轻轻左推，身体放松。

3. 然后向右推，自然呼吸。

💜 重复动作，将注意力放在腰部。

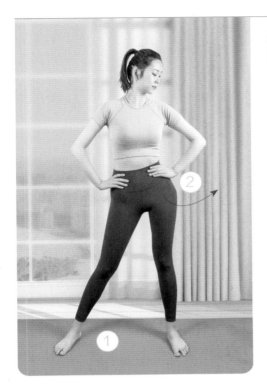

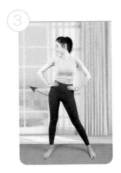

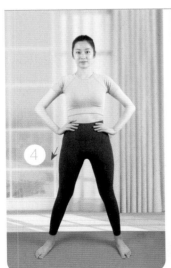

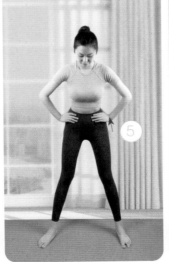

4. 轻轻向前推，眼睛看向肚子。

5. 向后推，再向前。

6. 轻轻绕圈。

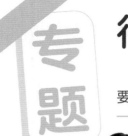

待产包准备什么

到了孕9月，孕妈妈随时有可能入院待产，待产包要提前准备好。

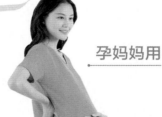

孕妈妈用

一、卫生用品

产妇护理垫：注意买大号。建议每8~24小时换一次。

一次性内裤、卫生巾：前期恶露多的时候，可以穿一次性内裤。生完宝宝后产妇出血量会比较大，所以最好用产褥卫生巾。卫生巾大约一天一包。一次性内裤可多备几条。

刀纸：相对于普通卷纸，刀纸表面更硬挺，更适合产妇使用。

抽纸、纸巾：根据产妇个人用量自备即可。

牙刷、毛巾、脸盆、梳子、多功能衣架：衣架最好是带夹子的，方便晾晒宝宝的小衣服。毛巾准备2~3条，准备专用的小毛巾擦乳房，盆子2~3个，方便产妇洗不同部位。

二、衣物

对襟睡衣：方便宝宝出生后的哺乳。准备两套就够用。也可购买哺乳衣。

哺乳文胸、防溢乳垫：方便哺乳。

帽子：防风，轻薄一点。

长衣长裤：出院时穿，即使是夏天生产也要穿长衣长裤。

袜子：袜口要宽松。

三、母乳工具

乳头霜：哺乳初期，乳头很容易弄破，乳头霜能够缓解疼痛，避免继续破裂。

储奶袋、马克笔：妈妈奶水多的时候，就需要装进袋子里冷冻起来，在储奶袋上标注毫升数和日期。

吸奶器：奶少时可帮早开奶，胀奶时可以将乳汁吸出来，避免回乳。

四、餐具

吸管杯：新妈妈用吸管喝水会很方便。

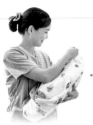

新生宝宝用

一、生活类

包被：新生宝宝必备物品。新生宝宝晚上包起来睡得安稳，而且妈妈喂奶抱起来的时候比较方便。

小衣服 3~4 套：夏季更换衣服的频率可能会高。

小袜子：秋冬季出生的宝宝可以准备纯棉材质的小袜子，以免受凉。

大浴巾：宝宝洗澡后用。

护臀霜：洗澡后建议涂抹，防止红臀。

润肤露：每次换纸尿裤，适当擦一点有助于保护宝宝娇嫩的皮肤。

沐浴液、洗发水：新生宝宝使用的洗发沐浴品最好是纯天然成分。

肚脐贴：洗澡时防水。

二、尿布纸巾

纸尿裤：宝宝晚上可以用纸尿裤，选择小号尿片，NB 或 S 号。

隔尿垫：要透气、轻薄，可以自己缝制。

尿布：新生儿白天有可能用尿布，可以购买也可以自己做。

口水巾：擦口水或奶水用，也可以当作小毛巾擦脸用。

棉柔巾：宝宝大便后，擦屁股用。因为一般的纸巾太粗糙，容易擦伤宝宝娇嫩的皮肤。

三、喂养

备用奶粉：新妈妈没下奶时可以喝奶粉，可购买小桶装。

奶瓶、奶瓶刷：准备 1~2 个。

奶瓶清洗剂：奶粉或母乳都是有油脂的，用水洗不干净，建议购买奶瓶清洗剂。

入院证件

夫妻二人身份证、医保卡、户口本、结婚证、社会保障卡、产前检查资料、生育服务单等，用文件袋装好。

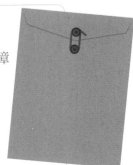

其他

孕妈妈靠背垫、育儿书、小夜灯、棉签等。

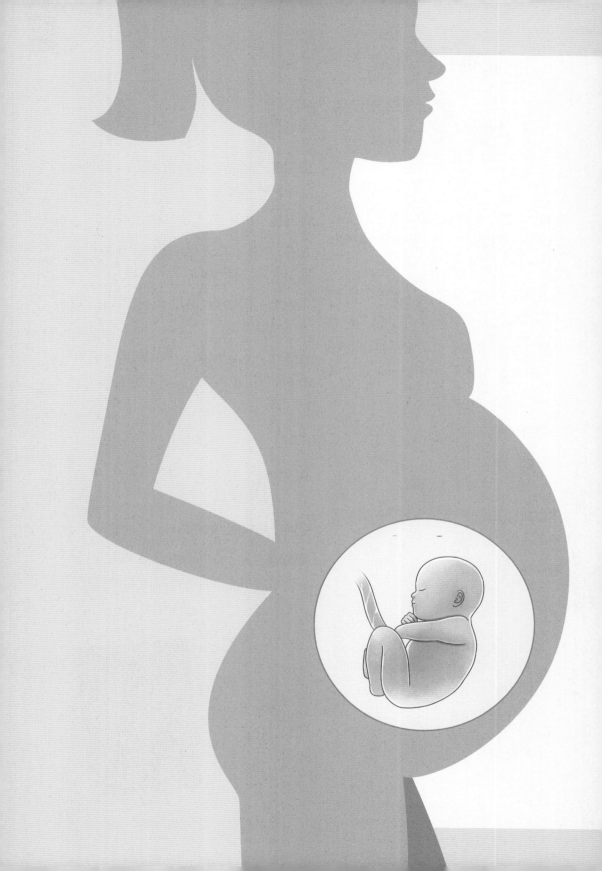

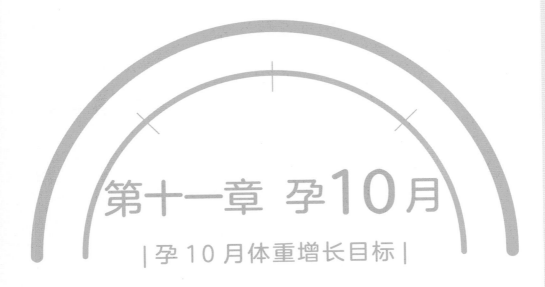

第十一章 孕10月

|孕10月体重增长目标|

体重偏轻的
孕妈妈本月增长
目标:

2.0 千克

体重标准的
孕妈妈本月增长
目标:

1.2 千克

体重偏重的
孕妈妈本月增长
目标:

1.2 千克

体重增长知多少

孕10月，孕妈妈即将分娩。因为胎宝宝的胎头进入骨盆，做好了分娩的准备，胎动也变得越来越少。孕妈妈这时要关注宝宝即将出生的征兆。

临产征兆

临近预产期，孕妈妈可能会比较焦虑，因为心情紧张，害怕分娩来不及去医院。其实分娩几个小时之前就会有一些征兆出现，只要孕妈妈密切注意这些征兆就完全来得及。

征兆	表现
见红	孕妈妈阴道流出鲜红的血丝或褐色分泌物就是"见红"，这是临产前的一个征兆。通常见红24小时后会出现腹部阵痛
破水	破水就是羊膜破裂，在分娩前会有羊水从孕妈妈阴道内流出。羊水为淡黄色水，而且不受控制地流出。破水具有持续性。孕妈妈如果破水应立即平躺，防止羊水流出，及时去医院
规律宫缩	孕妈妈感到子宫有规律地收缩并逐渐加强，频率也逐渐加快，这时就要准备好去医院。宫缩开始大概每隔10分钟宫缩1次，强度比较轻微，然后每隔3~5分钟宫缩1次，每次宫缩持续50~60秒。孕妈妈要注意分辨真假宫缩

破水后要及时去医院

当羊膜囊破裂以后，羊水会通过孕妈妈的阴道流出来。在这种情况下，不

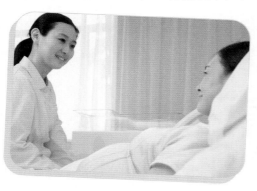

论是大量涌出还是少量渗出，孕妈都要立即到医院就诊。

大部分孕妈妈在破水前，都会出现规律宫缩，但有些孕妈妈是先破水。当这种情况发生时，产程通常很快就会开始。如果在一定时间内还没有开始宫缩，就需要引产来协助生产，因为没有了羊膜囊的保护，胎宝宝受细菌感染的可能性会增加。因此，破水后一定要及时去医院。

即将分娩，也要控制体重

临产前1个月，建议孕妈妈不要因为行动不方便而停止运动，适量运动不仅有助于控制体重，还可以帮助孕妈妈更加顺利地分娩。

到了预产期的前几天，可以放松体重控制，食用一些高蛋白、低脂肪的食物，不仅可以补充体力，还能避免体重增加太多。孕10月，体重增加控制在每周0.4千克为宜，不要超过0.5千克。

在这个阶段，一些舒缓的运动更适合孕妈妈，比如散步、孕妇体操、坐分娩球等。如果孕妈妈存在早产或者其他情况，要多卧床休息。

孕10月孕妈妈还需要做的就是放松，不要过于紧张和害怕。

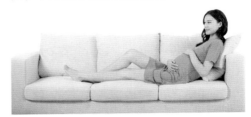

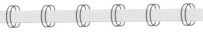

孕10月特别注意3点

每天数胎动

孕妈妈要留意胎宝宝的胎动，最好养成每天数胎动的习惯，通过数胎动来监测胎宝宝的健康状况。如果胎动规律，孕妈妈就不要过于担心。相反，如果胎动出现异常，就需要及时去医院检查。

避免久坐

孕晚期，增大的子宫和凸出的腹部使孕妈妈喜欢坐着休息。其实孕妈妈长时间保持一个姿势很容易造成腰痛等不适，而且也不利于胎宝宝入盆，因此孕妈妈需要多加注意。

注意临产征兆

孕妈妈提前了解临产前的征兆，当出现真正的临产征兆时就可以前往医院待产了。不同的孕妈妈的临产征兆不尽相同，有的孕妈妈可能会先见红，有的会先破水，还有的则是先出现规律宫缩等。

总之，到了孕10月，孕妈妈要时刻做好分娩准备，计划好去医院的路线，准备好需要用到的东西。

饮食营养规划

孕晚期，胎宝宝体重明显增加。随着胎宝宝生长，孕妈妈胃肠道容积减少，孕妈妈应少食多餐。此外，孕妈妈要充分了解产前、产程中的饮食注意事项。

剖宫产前不要吃东西

剖宫产手术以前，需要禁食、禁水至少6小时以上。因为剖宫产手术会使用麻醉剂，麻醉后有可能会出现恶心、呕吐。如果胃肠道有食物和水，麻醉以后孕妈妈有可能会造成呕吐物误吸气管，导致窒息。所以剖宫产手术以前需要禁食6小时以上。

坚持少食多餐

临产前孕妈妈要注意营养，少食多餐，多吃高蛋白食物和便于消化吸收的流食。因为此时肠道受到压迫，容易引起便秘或腹泻，导致营养吸收不良或营养流失，所以要增加进餐次数，每次少吃一点。接近临产，要多吃富含钙的食物。

分娩前保证热量摄入

分娩时会消耗大量热量，而且分娩前的紧张情绪会影响孕妈妈的食欲，这个时候最不宜减肥，应当保证热量摄入。可以在日常饮食里增加鱼虾类、瘦肉类和大豆类食物；还要多吃一些新鲜蔬果。在临产前几天，可以适当吃一些热量较高的食物，为分娩储备足够的体力，但要避免暴饮暴食，否则会加重肠胃负担，主要选择吃一些少而精的食物。

产前宜吃的食物

牛奶：孕妈妈在孕晚期宜多饮用牛奶。牛奶中的肽类具有镇痛作用，使人感到舒适，有利于缓解疲劳和精神紧张。

蜂蜜水：蜂蜜的主要成分是单糖，孕妈妈喝点蜂蜜水可以增加体力，缩短产程。注意要用温水冲蜂蜜，避免营养物质流失。

巧克力：孕妈妈分娩一般要经历12~15小时，非常消耗体力。孕妈妈在产前吃巧克力不仅能够娱悦心情、缓解紧张情绪，而且巧克力热量高，能够为孕妈妈提供充足的热量。在分娩开始前以及过程中，孕妈妈要准备一些黑巧克力方便随时食用。

产前不宜吃的食物

富含膳食纤维的食物：很多蔬果富含膳食纤维，不宜过多食用。因为膳食纤维助排便，当分娩开始时，孕妈妈用力屏气的时候可能把粪便也一起排出来。

辛辣食物：如辣椒、胡椒、花椒等调味品，刺激性较大，多食会引起便秘。气味较重的大蒜、韭菜、洋葱等也应该少吃。

容易胀气的食物：容易胀气的食物吃多了会让肠道产生大量气体，生产用力的时候可能会不断排气，会让孕妈妈感到尴尬。因此不建议吃容易胀气的食物，如豆类、红薯、洋葱、白萝卜、花生、菜花、圆白菜等。

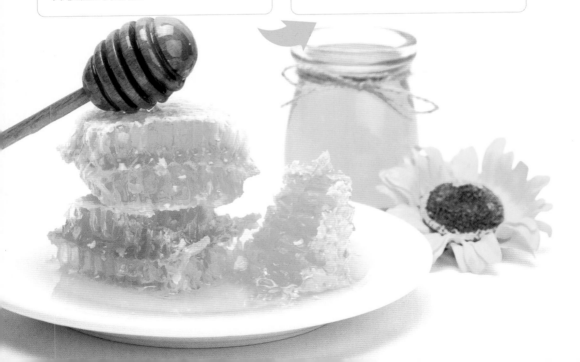

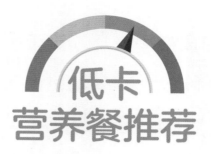

低卡
营养餐推荐

一周饮食推荐

　　进入孕 10 月，孕妈妈不宜多食大鱼大肉或油炸类食物，要多吃一点清淡、易消化，对生产有补益作用的食物，如菜花、甘蓝、豆类、全麦面包等，临产前要以高热量的流食或半流食为主，为分娩储存体力。

	早餐	午餐	加餐	晚餐	加餐
第一天	山药粥、鸡蛋、蔬菜三明治	米饭、松子玉米、黄花鱼豆腐煲	松子鸡肉卷	鸡汤馄饨、拌豆腐丝	牛奶
第二天	鸡蛋卷饼、虾仁粥、炝胡萝卜丝	肉丝汤面、青椒肝片、炒西葫芦	南瓜饼	绿豆薏米粥、木樨肉、花卷	香蕉
第三天	紫菜汤、小笼包	米饭、西红柿炖牛腩、蒜蓉空心菜	水果酸奶沙拉	三鲜水饺、瘦肉冬瓜汤、豌豆炒虾仁	玉米面发糕
第四天	五谷豆浆、烙饼、凉拌黄豆海带丝	鸡汤面、香煎带鱼	牛奶木瓜	花卷、鸭血豆腐汤、香菇油菜	紫菜包饭
第五天	核桃芝麻花生粥、鸡蛋、西葫芦饼	米饭、肉末炒扁豆、玉米排骨汤	奶香蛋糕	西红柿菠菜鸡蛋面、清炒茭白、酱牛肉	薏米红枣百合粥
第六天	牛奶、鸡蛋、奶酪三明治	红豆饭、芹菜牛肉丝、虾仁西蓝花	奶蛋布丁	菌菇蛋花粥、清蒸黄花鱼、土豆丝	全麦面包
第七天	鸡蓉玉米羹、全麦面包、香蕉	米饭、西芹腰果、羊肉冬瓜汤	红枣莲子茶	米饭、土豆烧鸡块、青椒炒豆皮	梨、核桃

罗宋汤

😀 **原料** 西红柿、洋葱、牛肉各 80 克，胡萝卜、土豆各 100 克，牛奶、盐、香菜碎各适量。

😀 **做法**

1. 西红柿、土豆洗净，去皮，切丁；胡萝卜洗净，去皮，切条；牛肉、洋葱洗净，切块。

2. 起锅烧油，将西红柿丁、洋葱块下锅煸炒。

3. 锅内加适量水，下牛肉块炖煮 40 分钟，再加胡萝卜丁、土豆丁、牛奶炖煮 20 分钟，出锅前加盐、香菜碎调味即可。

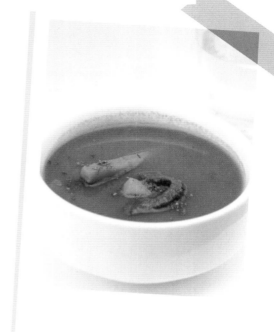

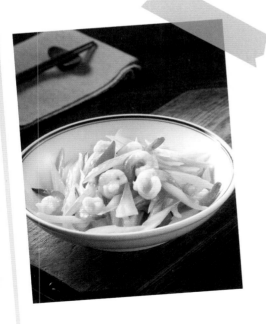

芹菜炒虾仁

😀 **原料** 芹菜 100 克，虾仁 50 克，葱末、姜末、盐、水淀粉各适量。

😀 **做法**

1. 芹菜择洗干净，切段，用沸水焯烫。

2. 油锅烧热，下入葱末、姜末炝锅，放入芹菜段、虾仁翻炒至断生。

3. 出锅前加盐调味，用水淀粉勾芡即可。

香菇鸡肉面

🙂 **原料** 面条 150 克，鲜香菇 4 个，鸡胸肉 100 克，油菜、葱段、姜片、盐、香油各适量。

😋 **做法**

1. 香菇、油菜洗净，焯烫一下，捞出沥干，香菇打花刀；鸡胸肉洗净，切丁。

2. 锅内清水煮沸，下入面条，煮熟后捞起。

3. 油锅烧热，放入姜片、葱段爆香，下香菇、鸡丁继续煸炒，加适量清水煮沸。

4. 放入香油提香，加适量盐，最后放入油菜即可。

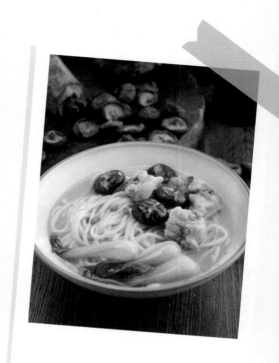

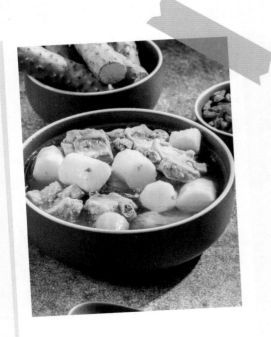

山药排骨汤

🙂 **原料** 排骨 200 克，山药 100 克，盐适量。

😋 **做法**

1. 排骨洗净，切块，用沸水焯去血水，沥干；山药去皮，洗净，切段。

2. 油锅烧热，放入排骨块翻炒至八成熟。

3. 锅中加适量水没过排骨，放入山药段，大火煮开后转小火煮至肉软烂。

4. 出锅前放盐调味即可。

丝瓜蛋花汤

原料 鸡蛋 1 个，丝瓜 100 克，姜末、盐、香油各适量。

做法

1. 丝瓜去皮，洗净，切片；鸡蛋在碗中打散。

2. 油锅烧热，放入姜末，再放入丝瓜片翻炒，加适量清水，大火煮沸。

3. 锅中倒入鸡蛋液打成蛋花，出锅前加适量盐、香油调味即可。

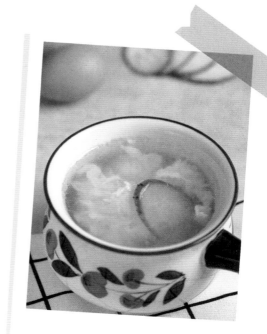

南瓜小米粥

原料 南瓜、小米各 100 克。

做法

1. 南瓜洗净，切小块；小米用清水洗净。

2. 将南瓜块和小米放入锅中，加入清水，大火烧开，转小火慢熬至小米开花、南瓜软烂即可。

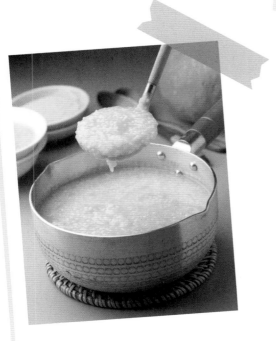

本月运动安全指导

入盆是指在妊娠晚期胎宝宝在羊水和胎膜的包围中,以头朝下、臀朝上或者全身蜷缩的姿势,使其头部通过孕妈妈的骨盆入口进入骨盆腔,从而其身体的位置得到固定。

帮助入盆动一动

胎宝宝为什么不入盆

1. 孕妈妈骨盆过于狭窄,胎宝宝胎头与骨盆不相称,导致胎头不能进入骨盆。

2. 胎头过大时,或胎位异常,比如前置胎盘,即使孕妈妈骨盆正常,也会导致胎宝宝不入盆。

3. 羊水过多,也会导致胎宝宝不入盆。

4. 孕妈妈久坐,胎宝宝很可能会呈枕后位姿势躺着,这种情况很难入盆。

对于胎宝宝不入盆的情况,孕妈妈不必过于紧张,临产时由于子宫收缩的挤压,胎头可能会进入骨盆,这样仍可以顺利分娩。

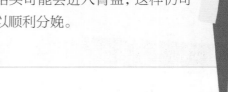

帮助入盆的运动

胎宝宝及时进入骨盆是保证自然分娩顺利进行的前提,为了帮胎宝宝入盆,促进分娩,孕妈妈可以做一些促进胎头进入骨盆的运动。

散步: 散步对于孕妈妈来说是相对容易的运动,可以帮助胎宝宝下降入盆。

爬楼梯: 爬楼梯可以锻炼大腿和臀部的肌肉群,并帮助胎宝宝入盆。

小马步: 手扶桌沿,双脚平稳站立,慢慢弯曲膝盖,骨盆下移,接着慢慢站起。

腰部运动: 准备一张椅子并站在椅子旁,手扶椅背,缓缓吸气,同时手臂用力,脚尖踮起,腰部挺直;坚持几秒后再慢慢呼气,手臂放松,脚还原。重复以上的动作5次。

骨盆运动: 准备一张舒适的垫子,双手双膝着地,吸气时弓背,吐气时抬头,同时上半身尽量往上抬。

解决孕晚期各种问题

耻骨分离痛

耻骨分离痛在孕晚期是一种比较常见的症状。随着胎宝宝的不断发育，孕妈妈的子宫在不断增大，导致压迫耻骨联合处引起疼痛。

孕妈妈可以选择局部按摩和热敷来缓解疼痛，平时要注意不可久站或做剧烈运动，要多休息避免过度劳累，此外可以考虑用托腹带来缓解。孕妈妈在休息的时候在后腰处放个靠枕也可适当缓解痛感。

腿抽筋

小腿抽筋对于很多孕晚期的孕妈妈来说也是非常常见的。孕妈妈腿抽筋可能是因为缺钙，也可能是因为太过疲劳或静脉曲张。

如果是缺钙引起的，孕妈妈要适当补充钙剂，多晒晒太阳。日常生活中拉伸一下腿部肌肉，睡前泡脚，建议孕妈妈睡觉时采取左侧卧位，可以有效改善下肢血液循环不良。

睡眠情况不良

进入孕晚期，睡眠也是困扰很多孕妈妈的问题。孕妈妈不能安睡，是因为增大的子宫挤压到了内脏器官，晚上睡觉时，总是找不到一个舒服的姿势，辗转反侧难以入睡。另一方面是尿频迫使孕妈妈需要不断起夜而无法安睡。

白天适当运动，睡前2小时喝杯热牛奶或者吃一根香蕉，临睡前避免吃夜宵，并尽量给自己营造舒适的睡眠环境。

尿频漏尿

随着子宫的不断增大，压迫孕妈妈的膀胱，孕妈妈会出现尿频尿急的情况。有时候可能打个喷嚏或咳嗽一下就发生漏尿。

缓解漏尿情况，孕妈妈睡前尽量不要喝水。此外，加强肌肉力量的锻炼，多做会阴肌收缩运动，不仅可以控制排尿，还可以防止分娩时会阴撕裂。在打喷嚏、大笑的时候，孕妈妈提前收紧盆底肌，张开嘴巴，减轻对横膈的压迫，也能减少漏尿的发生。

瘦孕真的很容易

孕妇体操

牛面式

1. 坐在椅子上, 身体挺直, 全身放松。抬起右手臂向上举高, 弯曲手肘。

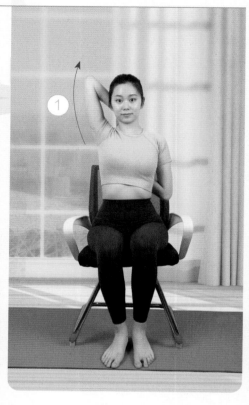

借助毛巾来拉伸手臂肌肉

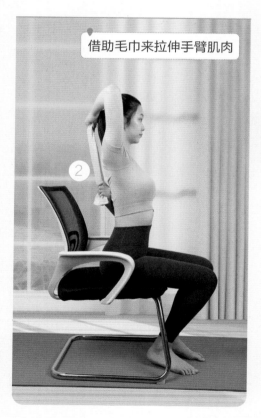

2. 左手背在身后, 使双手十指相扣。将头抬起, 注意挺胸, 保持呼吸。

💚 **注意:** 如果不能双手相扣, 可以借助毛巾, 尽量将手肘放在后脑勺。

注: 全书模特仅做示意展示, 孕妈妈需要根据实际情况和医嘱进行练习。

开肩式

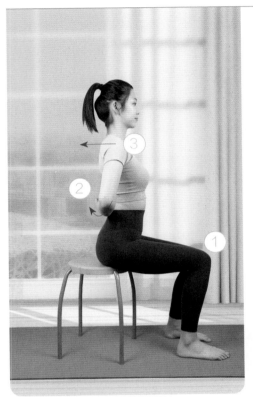
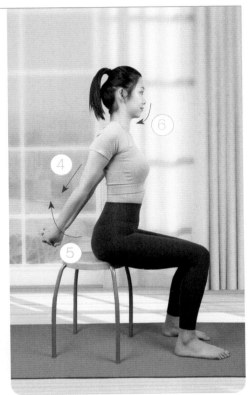

1. 坐在椅子上，挺直后背，将双腿大大地分开。

2. 将手背在身后，十指相扣，将手肘弯曲。

3. 挺胸、抬头、吸气，将肩胛骨向后靠拢，手肘向后靠，自然呼吸。

4. 保持2个呼吸后，慢慢将手臂向后伸出。

5. 吸气时，尽量挺胸，将手臂尽量抬高。

6. 呼气时，可以将头低下来，靠近锁骨。

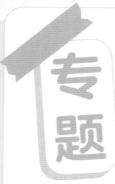

顺产、剖宫产注意要点

马上就要迎来宝宝的降生了，很多孕妈妈还不知道到分娩的过程分为哪几步。一般来说，正常的顺产产程需要 12~16 小时，初产妈妈产程可能会延长。

顺产产程

产程	表现	时间	注意事项	食物
第一产程	从开始宫缩到宫颈口全开	初产妇一般需要 10~15 小时，经产妇由于宫颈较松，容易扩张，需要 6~7 小时	宫颈口开三指以后建议左侧卧，避免子宫压迫腹腔静脉，影响胎宝宝供氧。每隔 1 小时，要排空膀胱	易消化的半流食，如粥、黑芝麻糊、功能性饮料
第二产程	从宫颈口全开到胎宝宝娩出	整个过程需要 1~2 小时	宫缩间隙要休息一下，准备下次用力。孕妈妈要密切配合医生	高热量的食物，巧克力、藕粉、红糖水等
第三产程	胎盘娩出	一般不会超过 30 分钟	听从医生的指令用力，协助胎盘娩出	时间较短，可以不进食

产后注意事项

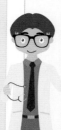

顺产妈妈在分娩后 4~6 小时 要及时排尿。有的新妈妈在分娩的时候由于胎宝宝下降，压迫膀胱、尿道，导致产后没有尿意或排尿困难，但如果不及时排尿，会导致产后尿潴留，同时也不利于子宫复旧。

产后 24 小时以内容易发生产后大出血，一般多发于产后 2 小时，所以新妈妈要特别注意观察子宫收缩情况和阴道出血情况。

在产后 30~60 分钟，护士将宝宝带到新妈妈身边时就可以喂奶了。早开奶、早哺乳可以促进乳汁分泌。

顺产妈妈恢复较快，具体因人而异。有的新妈妈半天左右就可以下床适当走动了。新妈妈要根据自身情况，能坐着就不要躺着，能走着就不要坐着，让体力尽快恢复。

剖宫产过程

1. 插导尿管：孕妈妈下体阴毛刮掉，插入导尿管，便于手术操作。

2. 剖宫产麻醉：主要采用硬膜外麻醉和腰部麻醉，孕妈妈双手抱住膝盖，头向胸口靠拢。医生在腰部插针。

3. 切开腹壁：在孕妈妈下腹部做一个 10 厘米左右的横切口，然后依次切开腹部的皮肤表皮、皮下脂肪、肌肉层等，直到看到子宫。

4. 切开子宫：医生用牵拉器牵开膀胱，依次切开子宫下段的腹膜、子宫肌层，露出包在胎宝宝表面的羊膜囊。

5. 取出胎宝宝：医生破开羊膜囊，吸出羊水，伸入到子宫里，托起宝宝的头，另一个手将宝宝推出。医生会立即清理宝宝口、鼻中的羊水，随后剪断脐带。

6. 剥离胎盘：在子宫肌层注射缩宫素，胎盘会逐渐剥离，取出。

7. 缝合子宫：由内到外一层层地缝合。

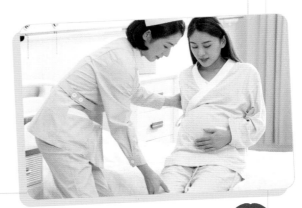

产后注意事项

产后不能立即下床，术后 6 小时内禁止枕枕头以及进食任何东西。术后 6 小时可以喝适量米汤，排气后就可以喝稀粥了，等到术后第一次大便，就可以恢复正常饮食了。这时的饮食也应该以容易消化的清淡半流食为主。保持切口周围清洁干燥，避免牵拉伤口，咳嗽、打喷嚏时，用手护住腹部靠近切口的地方。保持侧卧微屈的体位，减轻腹部的张力。

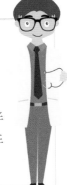

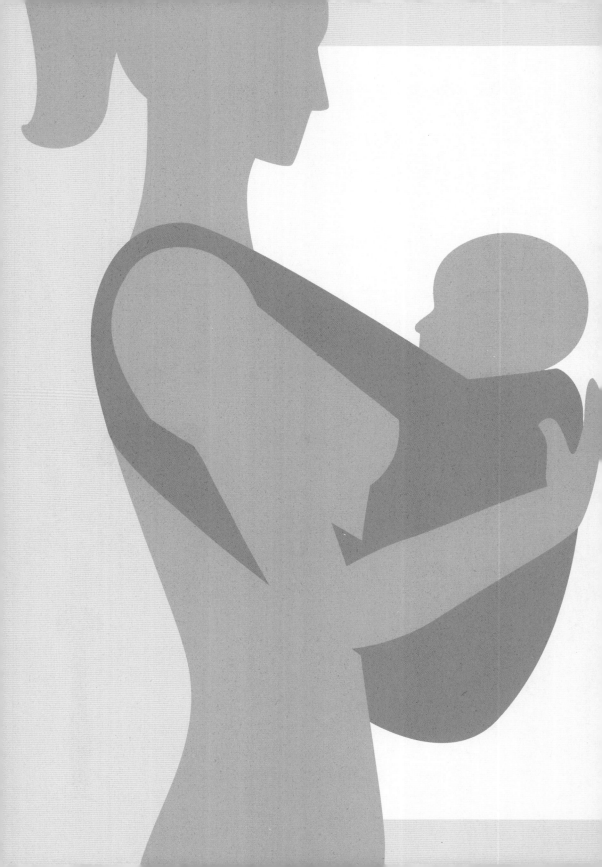

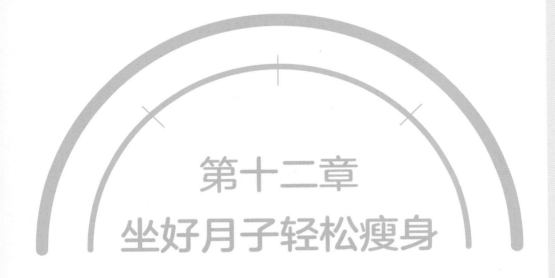

第十二章
坐好月子轻松瘦身

　　产后，大多数新妈妈面对自己臃肿的身材会苦恼不已。新妈妈不要担心身材会一直这样。首先，母乳喂养会消耗新妈妈的热量，有助于瘦身。此外，产后6个月内，新妈妈体内激素分泌会恢复到原有状态，新陈代谢也会恢复正常，在这段时间里，只要注意调整饮食、睡眠、运动，可以慢慢恢复到之前的身材。

产后饮食营养规划

新妈妈的营养是泌乳的基础,新妈妈既要重视营养补充,也要避免进补过度。

顺产妈妈饮食原则

分娩后,新妈妈身体流失大量汗液、血液,还要肩负喂养宝宝的重任,因此要保证水分的摄入。食物要稀软一些,可以补充水分,而且易于消化。

充足的蛋白质和维生素 A

新妈妈蛋白质的营养状况对泌乳有明显的影响。新妈妈应每天比孕前增加70克的鱼禽肉蛋类食物,或者食用大豆及其制品,保证额外摄入25克的蛋白质。此外,新妈妈的维生素 A 也要增加600微克,每周多吃1~2次猪肝(85克)或鸡肝(40克),即可满足摄入量。

增加钙的摄入量

新妈妈的钙摄入量比一般女性每天要增加200毫克,总量达到每天1000毫克。一般奶类及奶制品含钙量高,而且易于吸收,是钙的最佳食物来源。如果新妈妈每天饮奶500克,可以获得600毫克的钙,再加上食用其他含钙丰富的食物,可以达到推荐摄入量。为了增加钙的吸收,新妈妈还应该补充维生素D,或多做户外活动。

不急于喝补汤

由于乳腺管还未完全通畅,所以产后前2~3天不要摄入催奶汤水或者补品,以免引起胀奶,也容易得乳腺炎等疾病。

最好先喝蛋汤、稀粥等较为清淡的汤水。新妈妈顺产后身体虚弱,消化功能较差,容易引起消化不良。可以适当吃些易于消化的食物,注意不要食用重口味的食物,一些寒性水果,如西瓜、梨等也要少吃。

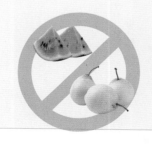

剖宫产妈妈饮食原则

剖宫产妈妈在产后恢复会比自然分娩的妈妈慢些。同时，因剖宫产手术刀口的疼痛，新妈妈的食欲会受到影响，饮食安排与自然分娩的妈妈也有所差别。

术后不宜吃得过饱

剖宫产手术时肠道受到刺激，胃肠道正常功能被抑制，肠蠕动相对减慢。如果多食会使肠内代谢物增多，食物在肠道滞留时间延长，不仅会造成便秘，而且产气增多，腹压增高，不利于新妈妈康复。

排气后以流食为主

剖宫产妈妈排气之后不能马上吃硬的或难以消化的食物，应该从流质食物开始。产后第二天，由流质食物改为半流食，如汤面条、肉泥、稀粥、蛋羹等，每天分4~5次进食，保证营养摄入充足。

术后6小时内禁食、平躺

剖宫产手术后6小时内伤口会非常脆弱，如果进食会引起胃肠蠕动，容易导致伤口出血，不利于伤口愈合，所以剖宫产6小时内先不要吃任何东西。如果新妈妈感到口渴，可以用棉签蘸点儿水把嘴唇打湿。

手术后由于麻药药效未消，新妈妈的舌肌及胃肠道功能受抑制，易引起呼吸阻塞和胃肠功能紊乱。去枕平躺可以打开呼吸道，减少窒息发生的可能性。

为了避免产后伤口二次撕裂，新妈妈产后平躺，不容易碰到、拉扯到伤口，还能更快地排出恶露。

吃促排气的食物

剖宫产妈妈在开始进食时应多食促排气的食物，增加肠胃蠕动，减少腹胀，如萝卜汤。对于容易胀气的食物，如黄豆、豆浆、淀粉类食物应尽量少吃。

产后由于腹压降低，肠蠕动慢，易出现便秘。油炸、辛辣等食物不仅热量高，还会加重便秘，不宜食用。

产后体重知多少

母乳喂养不但有利于宝宝的生长发育，新妈妈通过分泌乳汁，还能将体内的营养成分输送出来，消耗热量，减少皮下脂肪堆积，从而达到减肥的目的。

坚持母乳喂养有助瘦身

研究显示，母乳喂养一天能帮助新妈妈消耗大约 500 千卡的热量。在新妈妈生产 3~6 个月后，即使母乳喂养的妈妈因哺乳摄入更多热量，但相比人工喂养的妈妈体重减轻更多。

哺乳消耗的热量首先从日常饮食中获取，不够的部分才从孕期堆积在体内的脂肪开始消耗。新妈妈日常饮食中热量过剩，孕期堆积的脂肪就无法消耗，所以在月子期保持均衡饮食，

避免食用过多食物，有助于产后体形恢复。

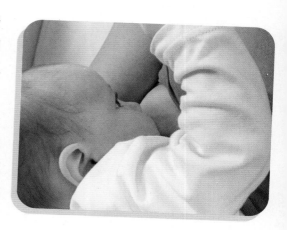

每日膳食组成

谷类 225~275 克，其中全谷物和杂豆不少于 1/3；薯类 75 克。

蔬菜 400~500 克，其中绿色蔬菜和红黄色等有色蔬菜占 2/3 以上

大豆类 25 克

牛奶 300~500 克

水果类 200~350 克

坚果 10 克，烹调油 25 克

盐不超过 5 克，适当限制盐的摄入

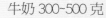

鱼禽肉蛋类 175~225 克

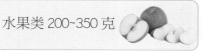

坐月子饮食宜忌

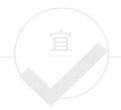

宜

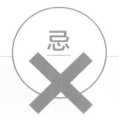

忌

多吃富含维生素 A 的食物：建议每周吃 1~2 次动物肝脏，如猪肝，总量达 85 克。

补充铁、铜、锌：由于妊娠期血容量扩充以及胎宝宝需要，许多妈妈会患缺铁性贫血，加上分娩时和产后出血，产后补血非常重要。

补充优质蛋白质和钙：食物种类多样，选择营养价值高的食物。

多饮水：母乳中近 90% 是水，为了使母乳分泌充沛，新妈妈应注意补充水分。

适量摄入健脾开胃的食物：月子里可以适当进食健脾开胃、促进消化、增进食欲的食物，如山药、西红柿等。

注重烹调方法：多用炖、煮、炒，少用煎、炸的方法烹调食物。每日三餐之外可加餐 2 次。

忌喝太多红糖水：新妈妈喝红糖水的时间以产后 7~10 天为宜。剖宫产后，前 3 天最好不喝红糖水。

忌过多摄入高热量、高糖分食物：产后饮食应尽量清淡、少调味。大蒜、辣椒、酒、韭菜等辛辣温燥的食物或调味料可助内热，使新妈妈虚火上炎，有可能出现口舌生疮、大便秘结或痔疮等症状。

忌食生冷食物：产后宜温补，以利气血恢复，生冷食物不宜多吃，比如苦瓜、芹菜、白菜、冬瓜、空心菜、西瓜、香瓜、香蕉、梨等要控制摄入量，且要温热后食用。

忌食回奶食物：常见的回奶食物有韭菜、炒麦芽、薄荷等。人参虽可大补元气，但是也会造成回奶，哺乳期间应尽量避免食用。

忌烟酒咖啡：避免喝酒、浓茶和浓咖啡。忌吸烟。

产后运动安全指导

瘦身离不开运动，但产后 6 周内不能剧烈运动，新妈妈可以做一些简单的肢体动作来促进血液循环，增加热量消耗。根据新妈妈的体质好转情况适当加大运动量，由室内走向户外。

什么时候开始运动

顺产妈妈

自然分娩的新妈妈在产后第一天可以做一些简单的活动，如翻身、抬腿、缩肛。这些活动对产后身体恢复非常有帮助。

产后 2~3 天开始，视情况而定，也可以在医护人员的指导下，学习做凯格尔运动，以预防由于盆底肌松弛而产生的子宫脱垂、漏尿等情况的发生。

回到家中的新妈妈，可以尝试做一些简单的家务，但应尽量少接触凉水。坚持饭后散步。适当活动可以调节身体新陈代谢，促进体内脂肪分解，消耗多余热量。

产后 4 周，如果身体恢复较快，新妈妈可以开始在床上做一些抬腿活动，以此锻炼腹肌和腰肌，减少脂肪堆积。

运动要点：收紧骨盆与阴道。

剖宫产妈妈

剖宫产妈妈视伤口恢复情况而定，必须等到术后排气，才可以下床走路，或做些轻微活动。如需拆线，在拆线前可以翻身或者是下地走路，但拆线后要静养 1 周才可适量活动。剖宫产妈妈需注意伤口恢复情况，过早锻炼不利于身体恢复。

剖宫产妈妈在产后应注意运动幅度不要过大，用力不要过猛，循序渐进。对于新妈妈来说，散步是最简单、最有效的锻炼方式。开始散步时可以从 5~10 分钟开始，然后逐渐增加运动量和运动时间。

运动要点：收紧腹肌与盆底肌。

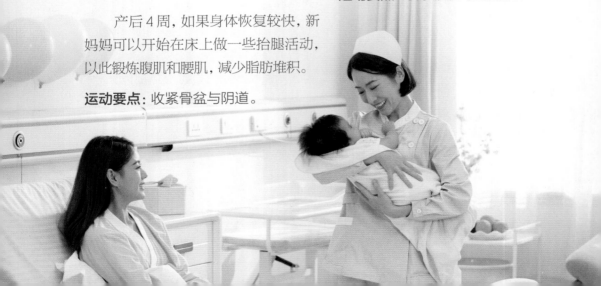

不要节食，要增加肌肉含量

肌肉是身体中非常重要的组织。身体肌肉比例较高的人，免疫力相对较强，身体也不易发生代谢紊乱，而且肌肉对骨骼也能起到保护作用。增加肌肉含量也会使基础代谢率变高，吃同样的食物不容易变胖。

单纯节食减肥的确看起来见效快，可体重数字的下降并不代表真的减少了脂肪，很有可能只是身体水分丢失、肌肉被分解，甚至是脏器"缩水"。如果减掉的不是脂肪，体重易反弹，想再减就会很困难，只有减掉脂肪才是真正意义上的减肥。

身材恢复时间周期

产后 6 周之内：是产后身体恢复关键期，新妈妈适合做温和的身体活动。

产后 6 周 ~ 半年：是身材恢复的黄金期，新妈妈可以逐渐增加运动强度，促进身体恢复。

产后 1~3 年：是身材恢复的有效期，在这段时间之内，新妈妈的身材完全可以恢复到生产前的状态。

产后半年 ~1 年：是身材恢复的理想期。如果新妈妈不经常运动，可以将身材恢复周期延长到 1 年，给身体逐渐适应的过程。

如果在 3 年之内，缺乏产后康复的意识，没有进行锻炼，身体容易出现腰痛、颈肩痛等不适，这时要想再恢复会很困难。

产后运动要注意

产后不要进行剧烈运动，会影响子宫恢复，并引起出血，严重时还会导致手术创面或外阴切口撕裂。

避免跑步：新妈妈盆底肌比较松弛，跑步会增加腹压，使子宫不断下移，导致子宫脱垂。

不要做开合跳：新妈妈关节松弛，不够稳定，任何震颤动作都有可能造成膝关节受伤。

不要做仰卧起坐：容易导致新妈妈腹直肌分离，造成二次伤害。

修复盆底肌

盆底肌指的是在女性生殖系统内对膀胱、子宫和直肠等盆腔脏器发挥支撑功能的肌群，控制着女性的排尿排便功能，是维持女性阴道紧缩度的关键。许多新妈妈产后会在突然咳嗽或者起身时出现漏尿等情况，这就是盆底肌没有修复好。

产后 42 天到 6 个月都属于盆底肌修复的最佳时机，剖宫产妈妈建议从产后3 个月再开始练习。不建议生完宝宝后立即做运动，因为产后盆底肌还没有恢复，要等到盆底肌恢复了再做。

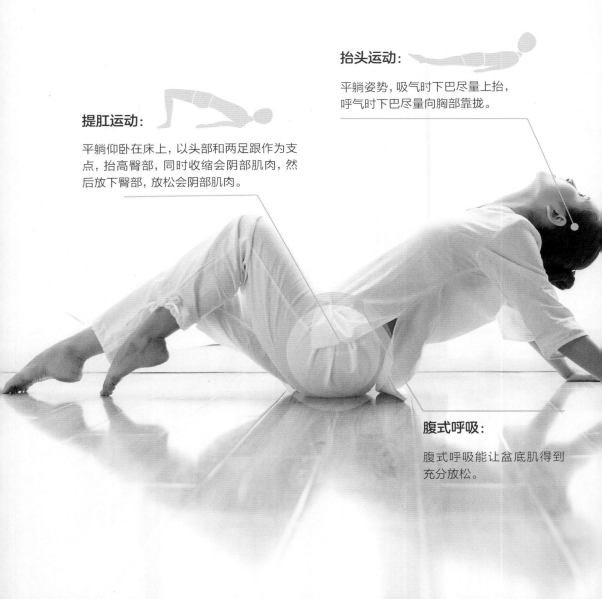

抬头运动：

平躺姿势，吸气时下巴尽量上抬，呼气时下巴尽量向胸部靠拢。

提肛运动：

平躺仰卧在床上，以头部和两足跟作为支点，抬高臀部，同时收缩会阴部肌肉，然后放下臀部，放松会阴部肌肉。

腹式呼吸：

腹式呼吸能让盆底肌得到充分放松。

修复腹直肌

孕期体内会释放一种叫松弛素的激素，从宝宝出生到哺乳结束，这种激素会一直分泌。在松弛素的作用下，不仅盆底肌会出现问题，全身肌肉韧带都会变松弛，尤其是肚子。

孕期，因为孕妈妈的肚子越来越大，腹肌也会受到一定的压力和牵拉，基本上是"被撑开了"的状态。所以，生产后，新妈妈的腹部没有以前那么紧致，而是变得软绵绵的，没有力量。可以通过科学合理的饮食加运动，将身材恢复到原来的样子。

1

①从四足支撑位开始，双手在肩膀正下方，膝关节在髋关节正下方。

②呼气：收缩腹部将脊柱向前弯曲，背部像驼峰一样拱起至最大幅度。

③吸气：将背部还原至初始位置，脊柱回到中立位。

注意调动腹部深层的肌肉将肚脐向上顶起来，体会腹围缩小的感觉。

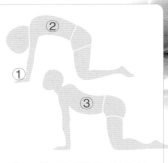

💗 每组 15~20 次，做 3 组。

2

①从四足支撑位开始，双手在肩膀正下方。将腹部收紧，避免腰部下沉塌陷。

②交替伸展对侧的手脚（左手右脚，右手左脚）至与背部呈一条直线，然后慢慢还原至初始位置，注意在动作过程中躯干不要出现晃动，脊柱始终保持中立位。

如果感觉难度较大，可以先伸展手臂再伸展下肢。

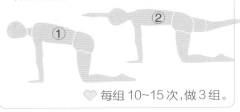

💗 每组 10~15 次，做 3 组。

3

①屈膝 90 度、屈髋 90 度，双手置于身体两侧，两腿之间夹球或枕头。

②收缩腹部让肚脐下沉，腰椎下压贴地面，两腿向内收缩加紧球或枕头。

③保持身体姿势，正常呼吸，注意吸气时也要收缩腹部避免腹部鼓起，也就是让腹部始终处于收紧的状态。

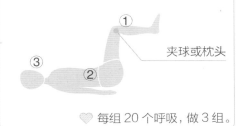

夹球或枕头

💗 每组 20 个呼吸，做 3 组。

图书在版编目（CIP）数据

瘦孕真的很容易 / 王琪编著 . 一北京：中国轻工业出版 , 2022.6

ISBN 978-7-5184-3751-1

Ⅰ．①瘦… Ⅱ．①王… Ⅲ．①妊娠期－妇幼保健－基本知识 Ⅳ．① R715.3

中国版本图书馆 CIP 数据核字（2021）第 240567 号

责任编辑：付　佳　罗雅琼　　责任终审：高惠京　　整体设计：奥视读乐
策划编辑：罗雅琼　　　　　　　责任校对：朱燕春　　责任监印：张京华

出版发行：中国轻工业出版社有限公司（北京东长安街 6 号，邮编：100740）

印　　刷：北京博海升彩色印刷有限公司

经　　销：各地新华书店

版　　次：2022 年 6 月第 1 版第 1 次印刷

开　　本：710×1000　1/16　印张：12

字　　数：200 千字

书　　号：ISBN 978-7-5184-3751-1　定价：49.80 元

邮购电话：010-65241695

发行电话：010-85119835　传真：85113293

网　　址：http://www.chlip.com.cn

Email：club@chlip.com.cn

如发现图书残缺请与我社邮购联系调换

210281S3X101ZBW